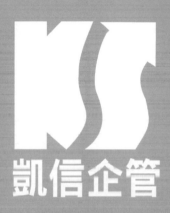

凱信企管

用對的方法充實自己，
讓人生變得更美好！

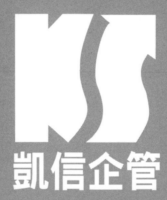

凱信企管

用對的方法充實自己，
讓人生變得更美好！

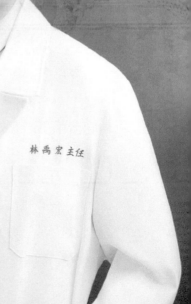

二次重生

婦產科名醫林禹宏罹患血癌，經歷化學治療、骨髓移植、併發症導致呼吸衰竭、裝置葉克膜、獲得肺臟移植得以二度重生，激勵人心的感人故事。

「寧願焚盡，不願鏽壞」的人生

施景中｜台大醫院婦產部醫師／副教授

我和林禹宏醫師從小讀同一學校而認識，大學他是台大醫學系高我一屆的學長，後來我們同在台大婦產科醫局受訓。我參加過他的婚禮，當他夫人懷了老大時，我幫忙看過她的產前超音波，我們的淵源可謂不淺。受訓結束後，學長選擇到當時剛成立的新光醫院服務，除專精生殖醫學領域外，其餘接生與婦科手術都有相當大的投入；當時新光醫院的業務量很大，接生數超過台大醫院。除了忙碌的臨床工作，他也沒中斷他的研究之路。近幾年社群媒體興盛後，他更廣泛吸收閱讀國外最新文獻，將精華擷取之後，分享在臉書給其他婦產科醫師和患者；對於臨床工作繁忙的我，沒有時間大量閱讀文獻，我從他那實在學到很多。

我當第二年住院醫師時，碰到學長的母親，她最後的那段時光是在我們病房走完。雖然我沒親自照顧到，但同仁都知道他是一個非常孝順的兒子，他對於母親的治療，總是親力親為。

身教所及，他也有一位鶼鰈情深的愛侶，還有一對孝順的兒女，這是老天給他最美好的禮物。

若說生命有如一首美麗的樂章，則有人的旋律如一首輕快的田園交響曲，有人如同詼諧的詠嘆調；但若要形容林醫師這幾年患病後的生活，則非貝多芬的命運交響曲莫屬─它讓我們了解人命危脆以及世態炎涼，還有就是被無情的命運之神推落到谷底之後，要奮力不懈才能看到的光明。幸好他有親愛的家

人陪伴，無論多黑暗、多喪氣，只要能有至親的慰藉和扶助，所有的痛苦也只不過是這篇壯麗樂章中的一些小插曲。

當年我知道學長染病後，很快住院接受化學治療得到緩解。我的叔叔當年罹患血癌，我父親欣然接受抽血化驗並抽骨髓移植幹細胞給我叔叔，使他獲得新生命。現在醫學進步了，學長需要的只是周邊血幹細胞，捐贈者經歷的過程只不過是像捐血一樣，我想不到什麼拒絕的理由，但他從小感情良好的親弟弟卻拒絕了。

他的生命點滴隨時間的流沙逝去，他幾乎被死亡的巨大陰影吞噬。但最後絕望和希望同時到來，醫療團隊決定使用他兒子的周邊血幹細胞，雖不是最完美的配對，但卻是上天最好的選擇。這個移植手術順利，他獲得新生命，同時兒子也對他報了養育大恩。

他終於回到醫院，繼續發揮他高超的醫術救人。

無奈命運之神又再將他推落幽谷，給他最嚴苛的考驗。移植後不久，他出現了 GVHD（反排斥）現象，後來產生嚴重的肺纖維化，讓我們習以為常、甚至視而不見的「呼吸」，都成為學長巨大挑戰，或幾乎不可能達成的任務。

那時熟識的新光醫院醫師跟我說，很心疼林主任的身體，他看一個門診，要吸掉四桶氧氣，實在太辛苦了，他很希望主任能好好休息。

而他終於休息下來了，為了是以後可以服務更多的病人，和對他最親愛的家人的承諾。從此展開漫長的肺移植等待旅程。

若說生命是一幅畫卷，學長當時脆弱的病軀就像那拿著畫筆顫抖的手，是由家人摯愛的支撐、移植團隊高超的醫術，加上他本身堅毅不屈的靈魂，最後才能畫下這憾動人心的精彩畫作。

　　我曾側面聽到學長接受肺移植的事，但基於病人隱私，我不方便進一步打聽他的狀況。終於，半年之後，他回來了。雖然還有漫長的復健旅程要走，但只要活著，就有希望。

　　在翻閱他這非凡艱辛的再生旅程故事裡，除了體會他寧願焚盡，不願鏽壞的決心外，我更衷心盼望大家都可以支持器官捐贈，將這視為人類最高尚的情操。捐贈者一如大乘菩薩的頭目手足「無畏施」，受贈者則如鳳凰投火、焚盡而脫胎再生。這個美德產生的力量，將會在未來時空的漣漪中，產生無窮無盡善的迴響。

極端自律的好醫師、學生愛戴的副教授、丈人滿意的小女婿

陳佳文｜中國信託金融控股股份有限公司總經理

　　我認識林禹宏醫師是在他結婚後，他是我的連襟。他是位正直善良、勤奮負責、生活極端自律的好醫師。他從國中開始，每天清晨五點半以前就起床念書，數十年從不間斷，所以他從人人嚮往的建國中學、台大醫學系畢業後，很年輕就當上醫學中心科主任。即使醫療工作繁忙，他仍然保持勤奮學習的習慣。他不抽菸、不喝酒、不喜歡應酬，沒有什麼不良嗜好，甚至也幾乎沒有休閒娛樂，每天晚飯後看半小時的新聞，就回到書房繼續鑽研醫學文獻和寫醫學論文。我常和他開玩笑說：「禹宏，怎麼有那麼多書好唸啊？當心別把身體弄壞了！」

　　他也不以為意，似乎只有在醫院幫助病人和專研醫術，他才能找到生命的意義。除此之外，他其實也是很棒很體貼的好丈夫；雖然已經貴為主任，還待命在半夜去醫院接生，他每天還是分擔做家事。所以我丈人生前常和我說：「女兒能嫁給禹宏，真是三生有幸。」他對這位小女婿的滿意，溢於言表。

　　這樣一個生活極端有規律的人，當我們得知他得到血癌，而且事前沒有任何異常警訊時，震驚和不捨真是不可言喻。血癌在醫學上還找不到確切的原因，只知道是骨髓造血細胞的突變造成。也許他長年的勤奮努力，加上他自律甚嚴，毫不懈怠所累積的疲勞和壓力是造成病變的原因。這是值得大家警惕的一課，人

畢竟不是機器，適當的休息和更多元的生活，也許才可以活得更健康，走得更遠。

從醫師變成病人，卸下醫師的白袍，病人林禹宏依然那麼認真，令人敬佩。禹宏過去幾年一直進出醫院，處在生死交關的情況，他竟然還能把這些日子來的點點滴滴記錄得那麼詳細，並且出版成書和大家分享，透過從醫師變成病人的視角，在抗病、陪病、治療、被治療等不同面向，給予病人、家屬，和醫療工作者第一手的經驗分享。

這本書的可讀性很高，我一打開就停不下來一直看下去。勵志的書很多，但這本書鉅細靡遺地記錄了一位勇者為了活下去，在遭遇許多戲劇化的情節後，依然緊握渺茫的希望，在每一次的生死交關用智慧和堅毅撐下去。它記錄了一位前半輩子大家公認很傑出的醫師，卻突然遭遇病魔襲擊而變成一位瀕臨死亡的病人，勇敢抗癌的歷程；從滿懷希望到不斷地失望，更從無盡的失望到幾乎絕望。但就在此時，上天又給了一盞燈，讓他有意志堅持下去，如此不斷重演，直到有今天的二次重生。這整個過程可謂受盡折磨、歷盡苦難，也遍嚐世間的人情冷暖，令人不得不佩服禹宏驚人的意志力。

支撐禹宏走過來的力量，除了很多溫暖正直的醫師之外，最重要的是親愛的家人—來自太太和一對兒女一路上的鼓勵和陪伴。尤其是太太看似柔弱，但在整個過程中卻無比的勇敢果斷，更無怨無悔地陪伴禹宏走過每個療程，發揮家庭積極重要的穩定力量，著實令人佩服。

禹宏的兒子小學就是資優生，但是青春期的叛逆和過動的困擾，常和家人起衝突，禹宏曾經為此很傷腦筋。禹宏血癌復發時，他義無反顧，勇敢的捐出骨髓，救了自己父親一命。他似乎更了解生命的無常和自己該盡的責任，反而變得非常成熟和孝順，除了考取研究所，過去的叛逆和家庭衝突都化解了。他們一家人在經歷這場災難洗禮後，彼此的心更加凝聚，家庭更加和樂，也是這場不幸中的意外收穫吧。

　　最後，我覺得不可思議的是台灣的醫療竟然這麼先進，似乎只要一息尚存，都還有機會救回來。所以也要藉這個機會向這些胸懷大愛、仁心仁術的醫師們表達敬佩之意，這也是本書帶給我這個醫療門外漢的另一個震撼。

令人動容的生命鬥士

葉丙成｜台灣大學電機工程學系教授

看完林醫師所寫的《二次重生》，我久久無語。原先一整天佔據腦海影響我心情的那些讓我煩憂焦躁的大小事，突然間都從我腦中消失了。取而代之的，是心中滿滿的珍惜與感恩。

林醫師是一個認真用心的好醫師，行醫多年，幫助了無數的病人；林醫師也是我的得意門生、我的助教、Jen Academy 創辦人林俐吟的父親。有一天我看到俐吟寫的文章，寫自己父親已經等待肺臟移植十個月，後來因為肺臟功能嚴重衰退、意識昏迷，需要裝葉克膜維持生命。俐吟的文章說，「爸爸已經已經這麼努力了，就只差一點點了！」

當時看到俐吟的文章，我心情很沉重。在台灣，可供移植的肺臟是相當稀少的，台灣在 2020 年一整年只有 23 例肺臟移植，遠低於心臟移植的 79 例、肝臟移植的 107 例、腎臟移植的 245 例。如果在這麼漫長的等待下，最後還是沒等到的話，將心比心，「只差一點點」會是多大的遺憾？

後來沒再看到俐吟提到這件事的進展，這讓我一直掛念在心頭。想關心，但又怕會不會觸動人家的傷心？直到有一天看到俐吟的文章，才得知老天保佑，林醫師完成了肺臟移植。然而，天真的我以為一切就沒事了。直到一年多以後看到這本書裡的內容，我才知道在那之後又是一連串的驚濤駭浪，林醫師是多麼勇敢的走過這一段艱辛的旅程。

故事是從五年前林醫師得了白血病開始的，這當中每一次的治療都讓人以為就要好了，但隨即又出現更嚴重的狀況，讓人又墮入深淵。同樣的過程發生了好多次。在看林醫師的故事時，我真的很難想像他是如何能撐得過這一切的？他又是怎麼能有如此的韌性，去面對這一次又一次的重大打擊？

　　看完這本書，我終於知道他為什麼有這樣的韌性去面對這一切。這本書讓我看到了：一位父親對於太太還有兒女的至深之愛。這愛，是雙向的：是對家人的愛，讓林醫師有力量、有勇氣能面對生命中一次比一次艱困的挑戰；也是家人對他的愛，讓林醫師得以撐過這麼辛苦的過程、走過那好幾年讓人一直看不到盡頭亮光的漆黑無光的隧道。

　　很感謝也很敬佩林醫師願意把他「二次重生」的故事寫出來分享給大家。他讓大家看到即使過程曾如此凶險、危急、一波未平一波又起，但像他這樣辛苦的患者，最後還是被治癒了。這給了許多正在辛苦的病友、親人，多了一分繼續努力的希望跟勇氣。對於現在很健康沒有生病的人，林醫師的故事也讓我們感受到，光是能在這世界好好活著、能好好呼吸一口氣不會喘，就已經是多麼大的幸運。如果有能充分地感受到這分幸運，再轉念看待那些讓我們煩心的世間事，一切的紛紛擾擾似乎一瞬間都變得很渺小、完全微不足道了。

　　五年的抗癌，十二個月的等待肺臟，兩個月的葉克膜，這是一個很讓我動容的故事。希望林醫師的故事，也能讓你重新檢視自己的人生，更加珍惜生命中的愛與美好。讓我們活得更快樂、也更有勇氣！

罹病是詛咒還是祝福？
上帝信使將娓娓道來！

楊斯棓｜醫師／作家

一九六〇年到一九九〇年的台灣，在許多縣市的傳統家庭裡，長輩往往赤裸裸的訓示男孩子的「人生目標」該是：「做醫生，娶水某，趁大錢」，聽來是如此膚淺俗氣，卻又言簡意賅（中國潮語稱「簡單粗暴」）。

財不露白，暫不談「趁大錢」，前面兩點如果當作「關卡」或「目標」，林禹宏醫師都輕騎過關。

若再細究，建中、台大醫科畢業後，經過完整訓練跟專科執照考試成為婦產科專科醫師、當上不孕症主任、鶼鰈情深的牽手相伴，亮麗秀異的女兒看前看後、壯碩上進的兒子有勇有謀。

觀乎這七點，不免讓人覺得上帝怎如此偏心，林醫師受神眷顧至此？

人生如戲，正當林醫師一如往常赴國外開會，命運之神悄然造訪。

突然確知罹癌的林醫師，也曾惶惶然問天：「為何是我？我做錯了什麼？」

若說前述七點是上帝給林醫師的七個禮物，我認為罹病是上帝給林醫師的第八個「禮物」。

家父為洗腎病人，一週赴醫院三次，有時安置家父後，我就坐在洗腎室外，戴上口罩，默默閱讀電子書，這時總會聽到洗腎室的清潔大哥跟其他病友家屬咕噥幾句。有一次我聽到清潔大哥說：「某一床洗腎病患以前開西藥房，幫人亂打針，難怪現在要來洗腎。」這當然是錯誤歸因，但以此推敲罹病的「邏輯」，強牽因果關係的思維，似乎相當普遍。

　　生病可能是「做錯事」的後果（吸菸、嚼檳榔，若干年後有很高的比例會罹患肺部、心血管、口腔等處的疾病），但往往不是「做歹代誌（做壞事）」的結果。

　　林醫師自我檢視，他可能做「錯」了一件事：讓自己長期處於高壓力的狀態下，因而罹病。

　　這段回顧，發人深省，家父過去也是不知不覺讓自己處於高工時、高風險的工作環境裡，因而成了洗腎病患。

　　一般人把罹患大病視為詛咒，這無可厚非，光是對抗疾病已氣力放盡，哪有力氣去想「意義」？

　　但我想上帝「賜」了一場病給林醫師，讓他的肉身跟精神都承受極大痛苦，是要任他為信使，藉著承受苦痛，更深一層理解病患的真切需求，進而讓未來的病患更不惶惶然，也得到更完善的照顧。

　　林醫師抱著病軀，振筆疾書，寫出對抗苦痛的心路歷程，在在證明，他真是上帝信使，銜命而來，並不辱使命的寫下寶貴親歷。

住院期間，他曾跟住院醫師反應自己快休克，恐需更換正在注射的抗生素。我不禁回想，自己若是照顧他的住院醫師，可能會浮現但不一定會脫口的有哪些想法？

「你是醫生，亦是我是醫生？」

「我為什麼要予你指揮？」

書中揭示，住院醫師當時說：「以醫院的耳溫槍為準」、「在這裡，我是專業，你不要干涉」。

林醫師對於發燒的相關專業知識，絕對不下於那位住院醫師，而林醫師過去處理住院發燒病患的經驗，一定也遠大於那位住院醫師。

關於當下林醫師的體溫數值，住院醫師執著「值」的絕對，林醫師已查知「勢」的變化。而且身體是林醫師的，判斷失準，付出慘痛代價的，將是林醫師。

很不幸的，林醫師的覺察是正確的，也差點殞命，林醫師的家人憤怒難當，當責的醫師事後也深懷歉意。

這一刻，何其寶貴？

這一課，足以成為大、小醫院的經典教案。

每一次咎責，都不是為了抓戰犯，而是藉此建立更完整的制度或指引，讓執行者更有法可依，讓受眾能更有保障。

家父的手足，多人已過世，他過去不曾、未來亦不會遇到林醫師曾遭遇的難題：手足願不願意捐贈骨髓救（自己的）命？若然，我相信那對於家父或叔伯來說，也將是個一生一遇的難題。

　　反覆咀嚼這本書後，我用四十八個字，概括書中精華：

　　突如其來，罹患血癌。

　　見死不救？手足有愛？

　　挺身而出，幸有血脈。

　　一波又起，肺泡不開。

　　肺臟移植，漫長等待。

　　七度肺炎，病況危殆。

　　本書特別讓我想到哈佛大學教授桑德爾的《錢買不到的東西》一書，林醫師用親歷揭示了：「*What Money Can't Buy*」。

　　無人不想追求幸福感。

　　我想，除了自己在職場追求自我實現外，若想持續提升幸福感，林醫師的字裡行間，有相當豐富、精彩警世的答案。

永不放棄的勇者

詹皓凱（怪醫鳥博士）｜醫師／漫畫家（粉專 Dr.Bird）

第一次知道林禹宏醫師，是 2019 年 12 月，鳥博剛被醫師告知可能需要安排骨髓移植時。

骨髓移植是相當艱鉅的治療，患者要面臨配對不易、高強度化療、高度感染風險、各種急慢性排斥等種種難關，就連當醫師已經 20 多年的鳥博也不禁徬徨。

正在猶豫「要戰還是要逃？」時，聖誕節那天，在主治醫師林建嶔醫師的臉書上看到一則 po 文連結，主題是「我的一歲生日」，一位醫師面前有著插著一歲蠟燭的生日蛋糕，另一張是他和林建嶔醫師的合照。

「啊，原來這位前輩做完骨髓移植一年，獲得重生了！」

仔細看一下資料，原來是新光的婦產科名醫—林禹宏主任。

心裡替前輩高興他從艱難療程中康復了，也讓自己覺得或許現在移植的成功機率還是蠻高的，不應該太抗拒。

過了十個月，鳥博進了移植室接受治療，當時鳥博抱著一個信念是：「不管有多痛苦，只要還拿得動筆，就想把每天治療進展用漫畫圖文 po 文記錄，讓大家可以知道骨髓移植實際過程，或許有人會因此受益也說不定。」很幸運地，鳥博順利完成移植，40 幾天的 po 文也在凱信出版的幫助下成為《怪醫鳥博士骨髓移植（漫畫）手記》一書。

有一天，居然收到林禹宏醫師的私訊，他覺得鳥博的書很有意義，想加鳥博為友，並且提到他已移植925天，鳥博很高興前輩已經成功康復這麼多天了，也很開心著作被前輩肯定。

沒想到，過了幾個月，卻看到前輩因為白血病復發接受治療，注射淋巴球引發嚴重肺臟排斥，裝了葉克膜在等待換肺手術的新聞。

本來以為前輩早就康復並且正常工作了，卻看到這樣的消息，鳥博真是震驚和不捨！但因為知道重症病人身體很虛弱和不適，鳥博也只敢簡短問候，不敢太打擾，只能默默關心祝福。

等待過程漫長而波折，想到葉克膜裝這麼久，前輩不知道能不能受得住可能的併發症？

終於，好不容易，看到了前輩等到肺臟可以移植的消息，雖然後面是更艱辛的復健過程，但總算有了希望。

前陣子，很高興看到禹宏醫師逐漸克服了凡人無法想像的困難復健療程，慢慢康復。並跟鳥博說，他把這五年的過程寫成書稿，問鳥博可否幫忙寫推薦序。

鳥博有幸第一手讀到這書稿，禹宏醫師詳實地記錄了他的疾病發現和治療過程，從白血病的發現到治療，後來的復發和骨髓移植，隨後而來的急性排斥和肺功能逐漸喪失，裝了葉克膜等待合適肺臟的漫長過程，肺移植手術後的辛苦復健……細讀這些文字，不但能對相關的醫療知識有更深的了解，也對禹宏醫師面對重大疾病時的毅力和正面積極心態有更多的體會。

除了從禹宏醫師的角度敘述以外，書裡還同時收錄了他的夫人、女兒、兒子的觀點，可以感受到前輩是被濃濃的愛所支持著，也讓人了解面對重大疾病時，其他人的支持是多麼重要。

　　相信禹宏醫師也是抱持著「可能有人讀了就因此受益」的信念，忍著肉體的不適，一字一字敲著鍵盤來完成這本書。大家讀了，必能對「生命」這件事，有深刻的體悟。鳥博很榮幸能為這本書寫序，也很高興禹宏醫師成功克服種種難關，邁向重生之路。

五十二歲，正是我事業的高峰，我曾經做了五年新光醫院婦產科主任，當時是不孕症中心主任和輔仁大學醫學系副教授，在醫界同儕和病人間都小有名氣；卻在人生衝刺的時候突然被診斷出白血病，我的人生目標被迫中斷，活下去，變成我唯一的目標。

接下來我就住院開始化學治療，我的角色從權威的醫師變成無助的病人；面對未來的不確定性，以及治療帶來的副作用，我既擔心又害怕，只能祈求佛祖保佑，讓我能夠活下去。每當醫師或護理師出現，就好像在黑暗中看到一盞明燈，我才體會到醫護人員帶給病人的力量。

我的治療過程充滿驚濤駭浪，幾度瀕臨死亡；敗血症、復發、骨髓移植、嚴重反排斥、呼吸衰竭、裝葉克膜、肺臟移植，最後奇蹟似的活下來，並且逐漸康復。不僅在我從事醫療工作三十年從來沒遇過，在醫學界也很少見；除了醫護人員，還要感謝上天的眷顧。

關於癌症和白血病的貼文和書籍很多，但是我在呼吸困難時，卻找不到任何資料，連我有醫學背景的人都不知道該如何生活。後來我呼吸衰竭住進加護病房時，女兒到保安宮發願：如果我能等到肺臟移植，要把我的故事寫下來，幫助病友和家屬，稿費則捐給器官捐贈移植登錄中心。另外，就像楊斯棓醫

師說的：「如果你覺得某件事應該有人去做，那個人就是你！」既然沒有人寫，就由我來寫吧！呼吸困難不是用氧氣就沒事了，日常生活仍然非常困難，而且痛苦；不過有些方法可以改善呼吸功能，減少氧氣消耗。

我從住院治療的第一天，就在 Evernote 寫下「抗癌日記」，記錄重要的治療和檢查報告，一方面做為自己的記錄，另一方面是留給家人的回憶；如果我不幸被癌症打敗了，要讓家人記得我曾經勇敢面對它。這個抗癌日記後來就成為這本書的藍圖。加上我個人的醫療背景，有別於一般癌症故事的書籍和文章，這本書詳細記錄了我的治療過程、副作用、併發症和檢查結果的變化，並且參考醫學資料，可以提供病人參考，也能夠在治療前預知可能的情況，減少對治療的恐懼。另外，這本書有許多「醫學小教室」和「復健小教室」，不僅提供病人和家屬參考，一般人也可以增加醫學常識。

這本書本來打算在肺臟移植後就要開始寫，但是移植後動作還是很喘，體力也很差，加上每天從早到晚的復健運動，根本沒有辦法寫；一直到半年後，才有辦法找一些零星的時間寫；一年後，體力更好，就有更多的時間，終於在將近兩年後將它完成。

這本書也可以當成小說來看——一本勵志的小說；五年治療過程中的驚濤駭浪，相信很少病人經歷過。我做得到，相信你也可以。至於身體健康的正常人，更應該慶幸自己有健康的身體，不管遭遇什麼困難、挫折，更沒有理由放棄。

五年來總計住院 536 天，門診和檢查更是不計其數，接觸到許多醫護人員，其中有些讓我印象特別深刻的寫在書裏。醫護人員如果看到這本書，希望提醒自己從事的是不平凡的工作，是一份神聖的工作，不僅關係到病人的健康，甚至可能影響生命。出自內心的關懷，即使病人無法說話，心裡會感受得到；相反的，冷漠，甚至疏失，即使病人和家屬沒有提告，他們也不會忘記。

　　醫學生如果看到這本書，希望能學到如何成為病人心目中的好醫師，希望這本書能讓台灣多產生幾位關心病人的好醫師。

　　更重要的是，希望這本書能成為遭遇挫折、病痛的人活下去的力量，也提醒讀者人生無常，要把握當下。

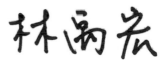

第一章｜從醫生變成病人

第四章｜終於等到這一天

第五章｜看不到盡頭的復健

第六章｜二次重生

"One day you will tell your story of how you overcame what you went through and it will be someone else's survival guide."

有一天你克服難關的故事，
會是另一個人活下去的力量。

- Brené Brown
（美國教授、作家，暢銷書《脆弱的力量》作者）

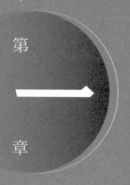

第一章

從醫生變成病人

我在事業高峰時突然得到白血病，
活下去，變成我唯一的人生目標。

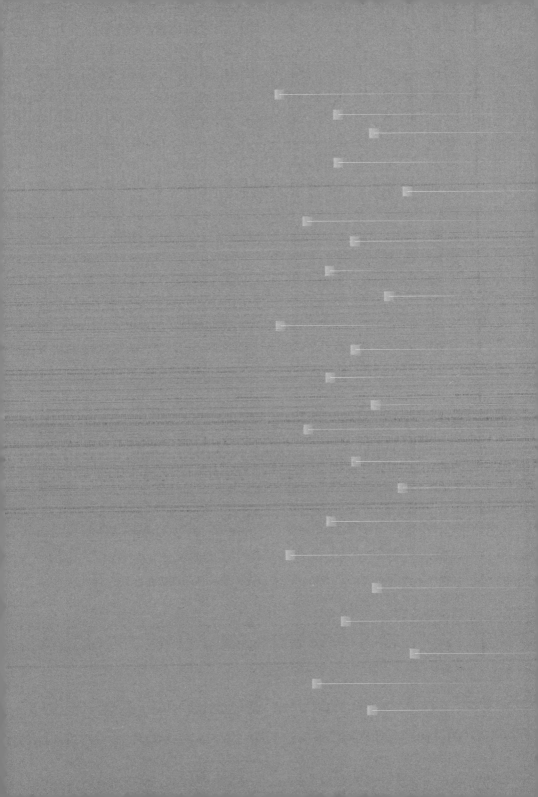

我得了白血病

「你得了白血病，需要做化學治療。」當溫主任說
出這句話，我的腦袋一片空白！我的家人怎麼辦？
我的病人怎麼辦？

2018 年 7 月 5 日星期四，我剛從西班牙參加歐洲生殖醫學
會年會回來，回到家放下行李後，就趕去醫院看下午的門診。
因為請假一段時間，病人比較多，下午的門診看到晚上八點才
結束。回到家覺得很累，吃完飯休息一下就去睡覺了。我以為
是時差的關係，睡個覺就好了；只是我以前去歐洲都沒有時差
的問題，這次好像不一樣。

隔天早上起床還是很累、很想睡覺，喝了咖啡也沒有用；
我只要有空就到辦公室睡覺。這天開始喉嚨會痛，但是沒有其
它感冒的症狀。我猜想可能是咽喉炎，自己拿止痛藥來吃；雖
然比較不痛，但還是很累。星期六到了醫院後就請護理師幫我
打點滴，希望看門診時精神會比較好，可是效果有限。接下來
整個周末都很疲倦，不太尋常。

　　隔周一晚上，我看完夜間門診後已經快要晚上十一點了，多數商店都已經打烊，我繞到士林夜市的山形心心吃碗拉麵。這家的拉麵份量不多，我通常一碗還吃不飽，可是這天竟然連一半都吃不下。太太不放心，叫我去看感染科；想不到這次門診卻是我命運的轉捩點。

　　週二早上是我的開刀時間，我已經排定幾台子宮鏡手術。第一台結束時，我趕緊去看感染科黃建賢主任，他聽完我的病情後，叫我去抽血。抽完血，我接著去開第二台手術；手術結束後我回去看報告。黃主任面色凝重地說：「你的抽血結果有問題，你去看溫武慶主任。」

　　溫武慶主任是血液腫瘤科的專家，叫我去給他看，難道是我有血液的疾病？

　　溫主任看了抽血報告，第一句話就說：「你得了 leukemia（白血病），需要做 chemotherapy（化學治療）。」

　　這時我的腦袋一片空白！我的家人怎麼辦？我的病人怎麼辦？

　　溫主任進一步分析；我的白血球高達 14 萬 2 千（正常值 4000 - 10000/μL），血小板 71,000 則不到正常的一半（正常值

150,000 - 450,000/μL），除了有芽細胞（blast），白血球中的單核球（monocyte）太多；我在三個月前的員工健檢抽血還正常，應該是急性骨髓性白血病（Acute myeloid leukemia，簡稱 AML），因為以單核球為主，可能是 M4 或 M5（急性骨髓性白血病的分類）。

命運的安排

雖然聽過有些人在青壯年就得癌症，可是沒想到這
些故事竟然會發生在自己身上。

　　人們面臨哀傷有五個階段：否認、憤怒、討價還價、沮喪、
接受。我很快就接受這個事實，我想這是命運的安排，我也只
能接受。接下來是勇敢的面對。

　　溫主任和我都是從台大醫院過來的，所以他問我要不要去
台大治療。我想到台大門診那麼多病人，病房都很難等，尤其
是急診病人，常常從走廊躺到大廳，如果在治療中有什麼問題
去急診，很可能也是躺在走廊，太辛苦了。在新光醫院大家都
是同事，會對我比較照顧；至於化學治療有沒有效，在哪裡都
一樣吧！我甚至還有一個天真的想法：「如果是門診化療，在
空檔的時間還可以去工作！」所以我跟溫主任說要在新光治療。

　　接著溫主任幫我安排治療的時間，預計要半年；但是我的
手術已經安排到兩個星期以後，臨時請假還有許多事要安排。
當時還不知道嚴重性，想要排一個星期後再開始化學治療，可

是溫主任叫我要儘快。後來就決定兩天後的星期四做骨髓穿刺檢查，星期五住院做化學治療。

因為還有很多問題，而且溫主任後面還有不少病人，他要我到六樓病房找專科護理師跟我詳細說明。這位專科護理師原來是我的一位不孕症病人，後來在一起努力下，奇蹟似的懷孕了，一直在我的門診做產前檢查；而現在我的角色卻變成血液科的病人，感覺很奇怪。

太太和兒子聽到這個晴天霹靂的消息很快就趕到護理站。我本來還在聽專科護理師說明，看到太太後，第一句話就問：「我們存款還有多少？萬一我撐不過的話，你們生活會不會有問題？……」話還沒講完，我就忍不住流下眼淚。太太倒是很堅強，強忍住淚水，紅著眼眶，回答我：「你不用擔心，好好治療。」身材壯碩的兒子站在護理站外，也流下眼淚；這種事對任何人都很難接受，尤其上個禮拜我們才一起從西班牙回來，怎麼會突然就得白血病？

下午看門診的心情很沮喪，婦產科同仁也都知道這個消息，診間的氣氛異常凝重，護理師除了叫我加油，也不知道要說什麼。感覺時間過得很慢，只想趕快回家休息，思考下一步該怎麼做。

　　晚上回到家，家裡彌漫著一片低氣壓。大家首先討論的是「為什麼」？白血病的原因包括：輻射、基因突變、病毒感染、化學物品……但我好像都沒有；我的母親因為淋巴癌去世，但跟白血病好像沒有關係。其實就跟大部分的癌症一樣，找不到原因，只能說是天意吧！但是為什麼？我沒做過傷天害理的事；行醫二十七年來，我幫助過許多病人，還曾經把幾位病人從鬼門關前救回來；我從不亂開刀，也從不收紅包……為什麼讓我在五十二歲事業巔峰時就罹患癌症？雖然偶而聽到有些人在青壯年就得癌症，可是沒想到這些故事竟然也會發生在自己身上。

　　我想最可能的原因是：壓力太大吧！

　　我是一個自我要求很高的人，從我有印象開始，每天都是五點半以前起床，晚上十二點以後才睡覺，有時候半夜還要去接生或開刀；除了臨床工作、教學，還要做研究、研讀醫學研究、撰寫論文，晚上吃完飯，看個半小時新聞就坐到書桌前一直到睡覺，即使過年也不例外，幾乎沒有休閒娛樂。雖然醫學研究認為壓力和癌症沒有關係，但是有的研究認為壓力會影響健康，間接導致癌症。所以我告訴自己，如果能夠打贏這場和白血病的戰爭，我不要再過這種生活。

　　我的母親在我大一時罹患淋巴癌，經歷了十年的化學治療和放射線治療，所以我很清楚化學治療的過程和副作用：掉頭髮、

噁心、嘔吐、血球降低……以及最痛苦的嘴巴潰瘍，常常痛到沒辦法吃東西，連吞口水都會痛，我的母親在末期就是因為太痛苦了而拒絕繼續化學治療。

女兒在我回家前，已經上網查了關於白血病的各種資料和研究，她告訴我，即使化學治療失敗，最近美國有一種細胞療法治療白血病，大約三十萬美金。但是我心裡想：「假使化學治療沒有效，我就要放棄治療了，因為新的方法不一定有效，要花那麼多錢，我寧願留給家人。」

我也上網查了白血病的相關資料，白血病如果不治療，通常兩三個月就走了，大部分是因為感染。白血球像是體內的士兵，負責對抗病菌；白血病產生大量的白血球都是不成熟的小小兵，沒辦法打仗，所以一旦感染就不可收拾。另外，骨髓裡大量的癌細胞，也會影響紅血球和血小板的製造，導致貧血或出血不止。網路上雖然看到一些成功的案例，但是更多的卻是失敗的故事。最著名的是郭台銘先生的胞弟郭台成董事長，他在台大醫院治療效果不好，台灣又找不到適合的骨髓捐贈者，後來到中國接受骨髓移植，還請台大醫院血液科主任陪同治療，最後還是不幸病逝。我雖然表面很勇敢，但是心裡很害怕，連他擁有這麼多資源都被白血病打敗，我有多少勝算？

最後一次門診

女兒來看我工作的樣子，努力把對我的記憶留在大
腦裡。

週三早上是我住院前最後一次門診，接近中午時，護理師
向我身後比個手勢，原來是女兒不知道什麼時候進來診間，坐
在後面看我看病人。女兒過去從沒有到過我的診間，而今我突
然得了癌症，不知道還能活多久，她想來看我工作的樣子。我
可以想像她的心情，就像當年我的母親剛被診斷出淋巴癌，我
把握所有和她相處的時間，努力把對她的記憶留在大腦裡。

中午我剛好沒訂便當，女兒幫我買了午餐，陪我在辦公室
吃飯，等待開刀房通知下午安排的手術。下午開完第一台刀後，
突然接到溫武慶主任的電話。他和科內另一位賴泓誌醫師討論
我的病情後，賴醫師建議我去台大醫院抽個血，因為台大醫院
比較有機會進行新藥的臨床試驗，如果第一線的藥物沒有效，
治療前留有血液樣本就有機會進入臨床試驗試用新藥，我毫不
猶豫就答應。賴醫師之前曾經在台大醫院服務，當時也在台大

醫學院念博士班，所以認識一些台大血液科的醫師，聯絡好就叫我去找台大醫院黃聖娟醫師安排抽血。

黃聖娟醫師剛好下午有門診，問了我的病情後，還問我為什麼不在台大醫院治療？我告訴她我的顧慮，尤其是如果去急診可能要躺在走廊等床位。黃醫師回答我的情況比較嚴重，她們會優先處理（後來我才知道白血球十萬以上算是很嚴重）；女兒從昨天就建議我來台大，仔細考慮後，我決定轉到台大醫院治療。

黃醫師接著問我們要找哪位醫師；我不認識台大醫院血液科的醫師，臨時也不知道要找誰，就問新光醫院的同事賴泓誌醫師，賴醫師推薦他在博士班的同學林建嶔醫師，就這樣林醫師成了我的救命恩人。

我跟黃醫師表示想要單人病房，一方面是陪伴的家人比較舒服，另外化學治療後白血球下降，抵抗力差，單人房出入的人比較少，應該比較不會感染。但是台大血液科的單人房很難等，因為很多病人想住單人房，幾乎都沒有空床，要先住到兩人房或三人房排隊等單人房有空，而且不能保證等得到。後來我想到台大醫院有景福病房，也就是 VIP 病房，就試探性的問問看，

想不到很幸運，剛好有空床。原來血液科常有病人住到景福病房，這天本來有一位病人要住院，臨時取消，但是一天要 12000 元（還有更大間的一天 15000）讓我有點猶豫，太太則毫不猶豫馬上就說好，她認為我辛苦一輩子，要對自己好一點，不然賺那些錢做什麼？黃醫師叫我要趕快接受治療，回去收拾東西後，晚上就回來住院。

離開診間後，我牽著太太的手一起去抽血，再走去停車場；我們已經很久沒有在外面牽手，雖然沒有說什麼，但是我們想的可能都一樣，病情將來不知道如何變化，不知道還能夠在一起多久？還能夠牽幾次手？

回家洗完澡，吃過晚飯，就準備出發到台大醫院。除了換洗衣服，我還帶了筆電跟一本生殖醫學的聖經 《Textbook of Assisted Reproductive Techniques》，打算沒事的時候拿來看。女兒在我出門前擁抱我，還親我的臉頰，要我加油，將來牽她的手走紅地毯。女兒長大後就沒有抱過我了，為了家人我會加油，但是未來不是我能控制的。

後來病情的發展證實到台大醫院治療的決定是正確的。

化學治療

預計做一次前導性化療，然後做四次鞏固性化療。

　　當天晚上八點多住進台大醫院。我醫學生和住院醫師時代都在台大醫院度過，我的母親也在台大住過一段時間；現在以不同的身分回來台大醫院，熟悉的環境卻是不同的心境。

　　下午的血液報告出來，我的血白血球竟然高達 17 萬，而在前一天是 14 萬 2000，一天增加 20%，增加的速度實在太快了，讓我毛骨悚然。值班的住院醫師進來跟我解釋預計的治療：明天開始化學治療，但是我的白血球太高了，要先給藥殺死一些癌細胞；同時大量的白血球死掉後釋放出來的尿酸和電解質，如鉀離子等跑到血液裡，會導致心律不整、腎臟傷害、抽搐、器官衰竭，甚至死亡（稱為腫瘤溶解症候群，tumor lysis syndrome），所以要用藥物降低鉀離子和尿酸。

　　第二天一早，林建嶔醫師就來查房，這是我第一次見到林醫師。林醫師很親切，完全沒有架子，我沒有看過他的門診，他還願意幫我治療。林醫師跟我詳細解釋治療計劃：早上先做骨髓穿刺和骨頭切片，下午打中央靜脈導管（Central venous catheter, CVC），然後開始化學治療（化療）。第一次的前導性化療（Induction chemotherapy）簡稱 I3A7，也就是 Idarubicin（俗稱小紅莓）打前三天、Ara-C（cytarabine）打七天，然後做四次鞏固性化療（Consolidation chemotherapy），如果反應不好就要做骨髓移植；化療病人都會裝的人工血管（port-a-cath）另外安排時間。

　　骨髓穿刺，光聽起來就很可怕，我在實習時曾經看過，要用一根很粗的針刺到骨頭裡面，光想像就很可怕，病人常會尖叫。儘管害怕，骨髓穿刺卻是必要的檢查，因為白血病的病變在骨髓裡。操作的醫師進來後，叫我側躺、雙腿彎曲，局部消毒好後，鋪上無菌的被單，接著打上局部麻醉藥後，我知道最痛的時刻來臨了。

　　骨髓穿刺下針的部位是在腸骨脊，大約是手插腰時碰到的骨頭；雖然打了麻醉藥，但是麻醉藥只能麻醉皮膚、肌肉等軟組織，沒辦法麻醉骨頭；我感覺有東西刺過我的皮膚、肌肉，接

著一陣劇痛穿進骨頭。我痛得差點叫出來，但還是咬著牙忍耐，接著感到一陣一陣抽痛，可能是開始抽骨髓。

　　時間感覺過得很慢，我忍耐許久後，醫師終於把針抽出來了。我鬆了一口氣，以為結束了，其實還沒，更痛的還在後面─還要做骨頭切片。切片的工具可能更粗，因為比剛才穿刺更痛，而且除了刺到骨頭裡，還感覺到工具在骨頭裡轉動，可能是要把骨頭切下來；以疼痛指數（Visual analogue scale, VAS）1 到 10 分，痛得程度有 10 分。

　　下午另一位醫師幫我打中央靜脈導管，方便注射化療藥物和點滴，雖然也會痛，但有了骨髓穿刺和骨頭切片的經驗，這個疼痛根本不算什麼了。早上骨髓穿刺的部分報告出來，確定診斷是「急性骨髓性白血病」（Acute myeloid leukemia；AML），分類是 M5，也就是以單核球為主的「急性單核球性白血病」。

　　晚上就開始第一天的化療，護理師提醒我們一些注意事項，最重要的是打化療藥物的時候要小心，不要拉扯到點滴，因為化療藥物滲漏，可能造成組織潰爛；還有小心不要跌倒，下床一定要有家人陪同，跌倒可能會造成內出血；連排便也不能用

力，因為化療後血球會降很低，甚至曾經有人排便時用力就腦出血。

的確，化療後變得很累，點滴架上有一或兩個輸注幫浦，而且點滴架不太好推，推著去上廁所不太容易，可能會拉扯到點滴或傾倒點滴架，所以家人不放心讓我單獨一個人，白天太太來照顧我，晚上就兩個孩子輪流。本來還打算下床坐在椅子上看書，結果竟然沒有力氣坐著，所以大部分時間都躺在床上。我從來不知道坐著也要力氣，之前還天真地以為可以在化療的空檔去看門診和開刀，現在才知道根本不可能！在醫院常看到許多化療的病人打完針當天就回家，我的母親甚至還自己坐公車回家，但是我卻累得連坐著的力氣都沒有，可能是白血病的化療藥物副作用比較大。

化療副作用

化療的副作用逐漸出現，血球快速下降，白血球竟
然只剩 40 顆！

　　除了疲倦，我也開始沒有胃口，會噁心，但還好不會吐，
可能是現在的止吐藥效果很好。為了補充營養，我每天喝一罐
營養品，一罐有 250 大卡的熱量，等於多吃了一碗飯。我有時
也吃冰淇淋，因為比較不會想吐，熱量又高。

　　本來最擔心的口腔潰瘍（嘴破）幸好沒有出現，不知道是
否和吃「速 X 療」有關。婦產科同仁送我一罐「速 X 療」，它
的成分是一種胺基酸（glutamine，左旋麩醯胺酸），廠商宣稱
可以減少化療對黏膜的傷害，但是我查文獻並沒有足夠的證據，
反而在老鼠的實驗會加速癌細胞的生長。我請教林建嶽醫師，
他的回答是「沒有足夠的證據說有幫助，但也沒有足夠的證據
說有害」，讓我自己決定。後來我就在化療的時候吃，化療完
就停掉。

I3A7 的化療在七天後結束，體力逐漸恢復，可以下床坐著和走動，可是所有的血球卻快速下降，白血球竟然只剩 40 顆；紅血球和血小板可以靠輸血補上來，白血球卻不能輸。以前看化療的病人如果白血球降到 1000 就覺得很低，想不到會掉到 40 顆，一方面表示化療效果很好，但另一方面表示幾乎沒有抵抗力，我很擔心如果感染怎麼辦？！

家人擔心我感染，除了護理師交代的勤洗手，我們做得更多。那時還沒有新冠肺炎，但是我和家人都 24 小時戴口罩，一住進病房，所有我可能接觸到的地方，例如：床邊、桌椅、門把等都用酒精擦過；地板也噴灑酒精，只要有人進出，就再用酒精噴一次；家人進來病房也都先在全身噴灑酒精。另外還買了一個消毒奶瓶用的烘乾消毒鍋放在病房，我使用過的餐具洗乾淨後，還要烘乾消毒。儘管這麼小心，還是感染了。

有一天，突然覺得很累，幾個小時後就發燒。護理師來抽兩套血做細菌培養，並且加上廣效抗生素；接著我就開始發抖，一段時間流汗之後，體溫就降下來了。血液培養後來長出細菌，表示有敗血症；還好感染成功被控制住。林醫師說感染通常是來自體內的腸道菌，即使阻絕了周遭環境的病菌，還是可能遭受到體內細菌的感染，難怪防不勝防。

化療病人常見的掉頭髮，終於在化療開始的第 21 天出現，衣服、床上、地上都看到很多頭髮；我早就有心理準備，請美容院乾脆把所有頭髮都剃掉，省得要一直撿頭髮。

沒有頭髮後，就要戴帽子，一方面是突然剃成光頭很突兀，不同於本來就光頭的人因為頭頂常曬太陽，頭皮的顏色和膚色一樣，不會顯得突兀。而因為化療突然掉髮的頭皮顏色比較白，色差很明顯；另一方面沒有頭髮的保護，頭頂會冷，尤其在冷氣房裡，所以都要戴著帽子。

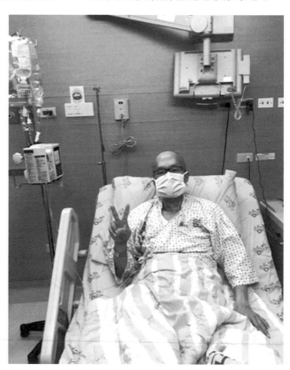

（化療中比出勝利「Victory」的手勢，表示會戰勝白血病）

緩解

很少人才打第一次化療效果就這麼好。

第 22 天血球快速恢復，白血球上升到 2560（/μL），血小板恢復到正常（302000 /μL），還有輕微貧血（血紅素 9.0）。這天做第二次骨髓穿刺檢查；白血病的病變在骨髓裡，每次化療後，都要做骨髓穿刺以評估治療效果。林醫師問我要接著做鞏固性化療，或者先回家休息一兩周再回來化療。我希望速戰速決，趕快結束化療，同時不要讓癌細胞有喘息的機會，因此要求接著化療。

三天後，也就是開始化療後的第 25 天，白血球上升到 7960，這天做了腰椎穿刺（Lumbar puncture，也就是俗稱的「抽龍骨水」），檢查癌細胞是否侵犯到中樞神經系統，同時打進去 methotrexate 做預防性化療。

隔天動個小手術裝置人工血管，以便後續注射化療藥物，並且開始第二次化療（第一次鞏固性化療）。因為第二次骨髓

穿刺還有 2.49% 的 blast（芽細胞，是不成熟的血球），表示還有癌細胞，所以化療藥除了 Ara-C，再加上「小藍莓」（Mitoxantrone）。

第一次骨髓穿刺的次世代定序（NGS，Next generation sequencing，是分析基因的方法）報告也出來，白血病的基因突變會影響治療效果。我的癌細胞的基因突變是 NPM1，屬於預後比較好的（favorable gene mutation），所以不必做骨髓移植；腰椎穿刺也正常，表示中樞神經（腦和脊髓）沒有癌細胞。

這是被宣告罹患白血病以後等到的第一個好消息，我們全家都很高興。

這次化療在五天後結束，副作用跟上次差不多：疲倦、噁心，還好不會吐，也沒有口腔潰瘍。兩天後，林醫師來查房時帶來好消息：第二次骨髓穿刺驗不出 NPM1 突變，稱為「分子生物學緩解」（complete molecular remission）。林醫師說很少人才打第一次化療效果就這麼好，讓我們全家都很興奮，希望再三次鞏固性化療就可以結束了。

開始化療的八天後血球急速下降，白血球降到 190，我擔心又要感染了。晚上突然覺得很累，就開始自己量體溫；果然隔

天早上就發燒到 38.5 度，住院醫師看過後，交代抽血做細菌培養，並且加上第三線抗生素。大約一個小時以後，我突然全身發抖，這次抖得比上次更厲害，感覺連病床都在搖！我很不舒服，請太太去找住院醫師過來看。

因為我有基本的醫學知識，平常幾乎不會麻煩醫護人員，但是我當時抖得太厲害了，想請醫師幫我打抗過敏針 Venan 改善發抖。

太太走到護理站，很客氣地跟住院醫師說：「我先生很不舒服，想請你過去看一下。」

當月輪班的魏醫師卻不耐煩地說：「我不是剛剛才看過嗎？有什麼好看的！」

太太低聲下氣地再三請求，他才心不甘情不願地過來。進來看一看就淡淡地說：「能夠做的都做了，會冷就照個烤燈。」

我想請他幫我打針，但是我連上下牙齒都在打顫，沒辦法講話。

發抖，是身體對敗血症的生理反應，不是因為冷，所以照烤燈也沒什麼用。後來昏昏沉沉的一直睡到下午眼睛才能慢慢張開，才發現汗水不僅濕透了衣服，連枕頭和床單都被汗水印出了一個人型。不知道過了多久，發抖逐漸消失，燒也退了。

這天白血球只剩 20 顆，後來血液培養長出「嗜血桿菌」
（*Haemophilus influenzae*）。白血病化療後如果反應好，白血球
會降很低，敗血症似乎無可避免，這兩次都是先變得很累，接
著依照「發燒—發抖—流汗—退燒」的模式發展，從此我就有
警覺，化療後如果突然變得很累，可能就是要開始敗血症了。

　　這次化療因加上「小藍莓」（mitoxantrone），白血球「低谷」
（nadir）的時間比較久。開始化療的 15 天精神突然變好，胃口
也變好，隔天白血球上升到 2510，兩天後就出院。從 7 月 12 日
住進台大醫院，經歷兩次化療，總共住院 45 天。

　　化療藥物不只對細胞，也會對全身細胞造成傷害，只是程
度不同，有的表現不是很明顯。化療後除了沒胃口，味覺也受
影響，吃東西吃不出原本的味道，所以也不會覺得好吃。化療
結束後第 16 天，味覺才恢復，可以吃出食物的味道。太太每天
都幫我準備我喜歡吃的東西，也常常到我們以前常去的餐廳外
帶食物，讓我在病房也能感覺像過去我們一起去餐廳用餐一樣。
出院期間穩定時，我們也會全家出去吃飯，希望在下次化療前
多補充營養。這一回出院時，體力還沒恢復，走路也不太穩，
還要靠家人攙扶；一個禮拜後，體力才逐漸恢復。

　　兩個禮拜後再度住院，進行第二次鞏固性化療；可能是習慣了，不像上次打了就想睡覺。五天後化療結束，開始覺得疲倦，胃口不好。第八天血球急速下降，白血球掉到 40 顆，血小板掉到 25000（正常值 150,000 - 450,000/μL），已經有出血的危險，也有貧血（血紅素 7.1）；所以照往例輸紅血球和血小板。為了預防感染，除了打上預防性抗生素，還自費購買 Posanol 預防黴菌感染。但是第十天又開始發燒，甚至到 39.5 度，幸好加上廣效抗生素，隔天就退燒了。後來人工血管的細菌培養有驗出細菌，為了避免細菌滋生，依照細菌培養結果更改抗生素。第十七天白血球上升到 5430，血小板到 41000，雖然還是很低，但是還在可接受範圍；隔天做了第三次骨髓穿刺就出院。

　　原本預計兩周後再住院做第三次鞏固性化療，但是五天後因覺得疲倦，體溫也升高，擔心是感染，所以提早去抽血。結果發炎指數（CRP）4.68，很可能有感染，和林建嶔醫師連絡後，決定提早住院。

醫學小教室

1. 緩解（remission）

   癌症經過治療後，臨床檢查（包括：血液腫瘤指數、影像檢查，和病人症狀）看不到癌症，代表癌症獲得控制。緩解不代表治癒(cure)，可能只是癌細胞太少檢查不出來，還是有可能復發。

2. 敗血症

   指嚴重感染，病菌進入血液循環造成全身感染，死亡率可達 30% 以上。

3. CRP

   C-reactive protein，中文翻譯成「C 反應蛋白」或「發炎指數」，在感染和發炎時會升高，也和心血管疾病有關。近年常用 hsCRP（high sensitivity CRP， 高敏感度 CRP），敏感度更高；< 1 表示感染風險低， 1-3 表示中度感染風險，> 3 表示高度感染風險。

復發

你可能必須做骨髓移植。

住院後，打上抗生素 Mepem，體溫就逐漸恢復，發炎指數也慢慢降下來；血液培養沒有長細菌，又打贏一場和細菌的戰爭。

幾天後，林醫師突然告知一個晴天霹靂的消息：「你可能必須做骨髓移植。」

我的心情跌到谷底，在我的印象裡，骨髓移植是很危險的治療，可能會死亡，而且表示目前的化療沒有效。林醫師和我約定隔天星期二門診結束後詳細解釋，請家人一起來聽。

隔天家人傍晚都來到醫院，大家的心情都很沉重，也沒講話，靜靜地等待林醫師。林醫師這天很忙，到八點左右才來。他面色凝重，詳細解釋為什麼要做骨髓移植。他說，因為我住院後抽血，白血球一直掉，但是單核球（monocyte）上升，不是骨

髓恢復的正常現象，應該是血癌復發。第三次骨髓穿刺的 flow cytometry（流式細胞分析）有 0.42% 的 residual leukemia cells（白血病細胞）；沒有 NPM1 突變，表示有少數癌細胞殺不死，失去（lost）NPM1 突變，如果對化療反應好，這時候應該沒有癌細胞。雖然是中度風險（intermediate risk），目前的治療指引還是建議做骨髓移植，估計成功率約七八成。

我靜靜地聽林醫師講完，該來的終於還是來了，復發似乎是癌症治療的宿命。我內心很沉重，但也只能接受，就像我剛聽到白血病的診斷一樣，只能勇敢面對。雖然林醫師說如果不想做骨髓移植，可以換第二線的化療藥物試試看，但是我知道第二線的藥通常效果比較不好，頂多延長生命，不可能治癒。我決定賭賭看。我跟林醫師說：「那我就做骨髓移植，麻煩你了。」

所謂「骨髓移植」（或稱「幹細胞移植」），是先用超高劑量（致死劑量）的化學治療或放射線治療破壞癌細胞和骨髓，再將健康捐贈者的骨髓或周邊血幹細胞輸入病人體內以重新建立骨髓功能。「超高劑量」意味著更強的副作用以及更多的併發症，林醫師說成功率約七八成，換句話說有兩三成會死亡。

配對

慈濟骨髓幹細胞中心的配對結果沒有全合的，因此
決定用兒子的。

骨髓移植的第一步是：找到捐贈者。捐贈者和受贈者的人
類白血球抗原（Human Lymphocyte Antigen, HLA）必須完全相
符（全合）才比較不會排斥，機會最高的是手足。人類白血球
抗原的基因位在第六對染色體上，而染色體一半來自父親，一
半來自母親，兄弟姊妹間全合的機率最高，有四分之一的機率；
沒有血緣關係的人，全合的機率不到十萬分之一。林醫師了解
我的家庭狀況後，要我問弟弟的意願，同時也將我的抽血資料
和「慈濟骨髓幹細胞中心」的建檔資料進行配對。

我得白血病的事只有告訴少數幾個人，因為我不想麻煩別
人，而且他人就算知道了，也幫不上什麼忙。之前我也沒有告
訴弟弟，但是現在我面臨生死關頭，只好向他求救。而且我在
網路上看到一些骨髓移植後長期存活的案例都是來自兄弟姊妹，
如果他願意，對治療會是最好。

過去骨髓移植要「抽骨髓」，捐贈者必須在麻醉下像骨髓穿刺一樣抽取骨髓，捐贈者會痛，而且有極小的感染風險，所以捐骨髓的意願很低。現在的骨髓移植又稱「周邊血幹細胞移植」，是從周邊血抽取幹細胞，過程類似捐血，血液抽出來經由血液分離機收集造血幹細胞，再將血液輸回捐贈者體內，幾乎沒有風險，大大提高捐贈者的意願。周邊血幹細胞移植過程中比較不舒服的是：要先打五天的白血球生成素，可能會造成骨頭或肌肉痠痛，還有收集幹細胞時要躺好幾個小時。我和弟弟小時候感情還不錯，而且他兩個小孩都是我接生的，他應該會答應。

　　我打電話給弟弟，告訴他我得了白血病，在台大醫院接受化學治療，不過現在復發，「幹細胞移植是我活下去唯一的機會」，希望他能救我，捐出造血幹細胞；當然第一步要先抽血配對，如果全合再進行下一步。他當下說要考慮，這我可以理解。

　　林醫師很熱心，知道弟弟有顧慮，願意配合他的時間，請他到醫院向他詳細解釋捐贈周邊血幹細胞的過程和安全性；後來怕他沒時間過來，林醫師還特別錄音讓我傳給他聽。隔天我打電話給弟弟，他沒有接；想不到幾天後，他竟然用 Line 回覆這個過程有風險而拒絕。

儘管失望，我的治療還是要進行。這次不是之前的鞏固性化療，因為已經沒有效了，而是「搶救性化療」（Salvage chemotherapy）。Salvage 是搶救的意思，搶救性化療是用在其他化學治療沒有效的時候，現在化療的目的不是治癒，而是盡量減少癌細胞，然後進入骨髓移植。

這次化療剛好在雙十節這天開始，總共打五天。兩天後開使覺得疲倦、胃口不好，第三天狂拉肚子，一天拉了十幾次，後來糞便培養長出困難梭菌（*Clostridium difficle*），醫師說可能是抗生素殺死一些腸道菌造成的。化療結束後，剛好慈濟骨髓幹細胞中心的配對結果出來，可惜只有 5/6 合，沒有全合的，因此林醫師決定用子女的。

因為子女的染色體一半來自父親，一半來自母親，因此親子間的人類白血球抗原只有一半相同，稱為半合移植或半相合移植（Haploidentical stem cell transplantation），和配對全合的周邊血幹細胞移植相比，移植失敗的機率比較高，移植物抗宿主疾病的機率比較高，死亡率也比較高。我很擔心半合移植會失敗，不過林醫師鼓勵我現在半合移植成功率也很高，而且我也沒有其它的選擇。

我的女兒和兒子都表示願意捐幹細胞救我。兒子當時 21 歲，180 公分、75 公斤，平常又有健身的習慣、身材壯碩；女兒相對嬌小，因此林醫師決定用兒子的幹細胞。不過為了減少半合移植的排斥，和一般幹細胞移植不同，要抽骨髓幹細胞和周邊血幹細胞。

　　就在我為骨髓移植擔心害怕的時候，我突然發生幾乎生離死別的意外。

醫學小教室

1. 組織配對

   與排斥有關的 HLA 基因位在第六對染色體
   （每一對有兩條）上，最重要的是 A, B, DR,
   C, DQ 五個位點。初步配對會比對前三個位
   點 (A, B, DR)，如果完全相符（以 6/6 表示），
   就會進一步比對 C, DQ 兩個位點，如果全合
   (10/10) 才比較不會排斥。不過還有許多基
   因和排斥有關，所以即使全合還是可能會排
   斥，只有同卵雙胞胎的 HLA 基因會完全相
   同。

2. 移植物抗宿主疾病
   （Graft-versus-host disease，GVHD）

   俗稱反排斥；一般所謂排斥反應是宿主（病
   人）的免疫反應攻擊外來移植物（如移植器
   官），移植物抗宿主疾病則相反，是移植物
   （如幹細胞）攻擊宿主（病人）。急性反排
   斥（發生在前一百天）最常見的部位是皮膚、
   腸胃道和肝臟，嚴重時甚至會死亡。慢性反
   排斥則會影響更多器官。

敗血性休克

一位護理師拿三張同意書叫太太簽名，分別是病危
通知書、急救同意書和插管同意書。

　　化療結束後一個禮拜，晚上突然覺得很累，我擔心可能又
要敗血症。根據之前的經驗，接下來可能就會發抖，然後發燒，
於是我用自備的耳溫槍開始量體溫。平常我的耳溫不會超過 37
度，這時候卻在一小時內從 37 度一路上升到 38 度，我知道不
妙，很可能是敗血症；標準做法要抽兩套血做細菌培養，加上
廣效抗生素。

　　我按呼叫鈴告知護理站，護理師用醫院的耳溫槍量是 37.7
度，值班住院醫師詹醫師進來，我把我的情況告訴他，想請他先
加上抗生素。他回答「會覺得累是 nonspecific（非特異性，也就
是說不一定有意義），而且耳溫 38 度以上才算發燒……」，不
願意加抗生素。我告訴他以往化療後變很累就是快要敗血症，何
況體溫一直上升，平常不會超過 37 度；剛才自己量已經 38 度。
他不耐煩地說，以醫院的耳溫槍為準，在這裡他是專業，叫我不

要干涉。

我很不舒服，也不好意思再說什麼，昏昏沉沉就睡著了。

我的耳溫槍是著名的日本 TERUMO 公司生產的，不太可能不準；雖然教科書對發燒的定義是 38 度以上，不過多年的臨床經驗告訴我，每個人都不一樣，有的人 37.5 度就有問題了，何況發燒體溫也不會突然跳到 38 度，總是會慢慢升高，就算是 37.7 度，晚一點可能就 38 度，一定要等到 38 度才能處理嗎？

後來也沒有人進來持續追蹤體溫變化；照規定，大夜班護理師要進來看病人，但當天也沒有人進來量體溫。

早上我醒來是因為全身發抖，應該是敗血症了。我用虛弱的聲音叫兒子去找護理師，跟她們說我不對勁，很冷、全身發抖，接下來我就失去意識了。

護理師進來看我意識不清，一量體溫已經高達 39.6 度，趕緊找住院醫師過來，沒多久又飆到 40.2 度。護理師幫我裝上心電圖，同時監測血壓和血氧，然後按照敗血症的 SOP 抽兩套血做細菌培養，加上廣效抗生素，打上點滴。

八點多太太來到病房，我的住院醫師莊建淮和護理師在床邊盯著監視器，這時候血壓只剩六十幾。十點左右，莊醫師覺得不對勁（可能是血壓更低了），趕緊打電話聯絡；同時護理

師叫太太去外面等。太太也不知道怎麼回事,只看到越來越多醫師和護理師衝進去病房(可能是急救小組)。

突然我隱約聽到莊醫師的聲音:「Bosmin 一支⋯⋯Jusomin 一支⋯⋯Levophed⋯⋯把 station(護理站)的 intern(實習醫師)和 PGY(一般醫學訓練醫師)都叫來⋯⋯再不行就插管⋯⋯」這些都是急救藥物,我全身無力,眼睛也張不開,我聽得出來他們在急救,大概準備要插管和心臟按摩,我一定是進展到敗血性休克了。

急救的同時,有一位護理師拿三張同意書叫太太簽名,分別是病危通知書、急救同意書和插管同意書。太太一看,六神無主、全身發抖,沒辦法拿筆簽名,就交給兒子。兒子簽了名後,既擔心又憤怒,跑到護理站想要了解狀況,卻看到昨晚值班的詹醫師坐在護理站,忍不住發飆,責怪昨晚值班的人沒有處理釀成大禍,而且急救過程也沒有參與。詹醫師的反應卻是躲到值班室,兒子跟著追到值班室,指責他說:「你把醫院當成進公司打卡上下班,希望事情越少越好,不把病人的安危當一回事;我爸爸明確跟你反應不舒服和擔心的風險,你卻不處理,導致我爸爸受到這些痛苦,如果他死了,我這輩子都不會原諒你。」主治醫師林建嶔也過來安撫兒子的情緒。

我不知道昏過去多久。過一會兒，我能夠睜開眼睛，發現臉上帶著氧氣面罩，莊醫師和好幾位護理師和醫師圍在床邊，但是沒有看到家人，應該是急救時被請到外面。我的意識逐漸恢復，應該是血壓上來了，我相信家人一定很擔心，問莊醫師：「可以讓太太進來嗎？」太太進來後，緊緊握著我的手，我安慰她說：「放心，沒事了。」

後來昨晚值班的詹醫師也悄悄進來，站在床尾，一臉惶恐，小聲地說：「對不起。」我揮揮手，一方面是說算了，另一個意思是沒有用；現在道歉有用嗎？如果昨天不要執著在 38 度或 37.7 度，聽我的建議開始加抗生素，就不會演變成敗血性休克，何況整個晚上都沒有再追蹤體溫，應該早就超過 38 度了！早上還是我顫抖到醒來，自己覺得不對勁去找護理師，如果我持續昏睡，可能死在病床上也沒有人知道。

原來我已經打上三種強心劑，雖然清醒了，但是血壓、血氧還是不穩定，莊醫師聯絡好就把我送加護病房觀察。

雖然在醫院上班時會去加護病房看病人，但自己第一次住進加護病房還是有點緊張。一進去就有三四位護理師圍上來，很熟練地把衣服扒光，檢查全身皮膚是否有傷口或褥瘡，然後有的人幫我穿上病人服，有的人插導尿管，有的人打動脈針，

有的人打中央靜脈導管（central venous catheter，CVC），都安頓好之後，就讓我一個人休息。

醫師出去跟太太說明：「三種強心劑都打上了，目前暫時穩定，能不能度過危險期，今天晚上是關鍵。」

加護病房的病人都躺在床上，我的身上連接許多管路：一條點滴、一條動脈針、一條中央靜脈導管、六條心電圖導線、血氧計、尿管，臉上還有一個高流量氧氣面罩（High-flow face mask）連接到呼吸器，沒辦法移動，也很不舒服。在加護病房感覺時間過得很慢，最期待的，就是早上十一點到十二點的會客時間，因為太太和孩子會來看我；最痛苦的是晚上，因為完全睡不著，眼睛看著前面牆壁上的時鐘，覺得時間過得特別慢。

好不容易等到早上，護理師進來給藥、做治療，沒多久就到會客時間。

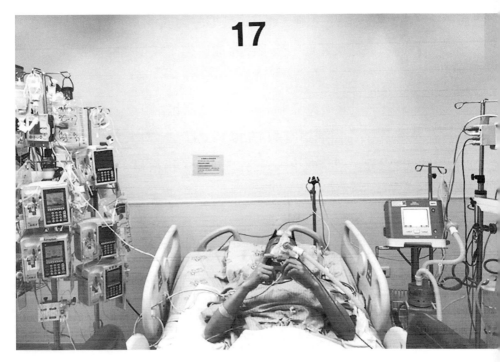

（在加護病房中向家人比出愛心的手勢）

隔天體溫就恢復正常了，精神也很好，但是白血球只剩 30 顆（/μL），發炎指數（CRP）則高達 27.7，血液和人工血管的細菌培養在 12 個小時都長出 KP 菌（肺炎克白氏菌，*Klebsiella pneumoniae*）。到底是人工血管先感染，導致敗血症，或是先有敗血症，後來細菌附著在人工血管不得而知，但既然人工血管有細菌就要拔掉，否則感染不會好。細菌培養在十二小時就

有結果表示細菌很多，而且這種細菌對很多抗生素都有抗藥性，我的白血球又超低，幾乎沒有抵抗力，我很擔心細菌能否被消滅。

第三天強心劑只剩一種，呼吸器也由正壓面罩改成簡單的鼻導管，白血球還是只有 30（/μL）。本來安排今天要拔掉人工血管，但是血小板只有 23,000（正常是 150,000 - 450,000/μL），血庫剛好缺血小板，擔心會出血不止，所以等到第四天輸了血小板才拔人工血管。

第四天白血球開始上升了，到 210。第五天白班的護理師讓我在床邊扶著椅子練習站立，想不到才躺五天，站起來雙腿竟然輕飄飄的，要扶著椅子才站得穩。隔天她進一步讓我扶著牆壁練習走路，因為怕我跌倒，整個過程她都站在我旁邊，我很感激她的耐心。

第七天白血球上升到 780，發炎指數降到 1.7，這天轉回普通病房。後來做了第四次骨髓穿刺，結果出來沒有癌細胞；不過白血球還是很低。打了兩天白血球生成素（G-CSF，granulocyte colony-stimulating factor）刺激白血球生長，白血球稍微上來就出院。

連同七天加護病房，這次住院 37 天。我能夠大難不死要歸功於莊建淮醫師，因為他警覺性高、處置得宜，才把我從敗血

性休克搶救回來。我在加護病房時，他也曾經抽空來看我，也提醒我將來只要覺得怪怪的、任何不對勁，就要跟醫師講。他後來升任台大醫院癌醫中心的主治醫師，相信他將來一定是一位優秀的醫師。

我在住院中也研究為什麼我的耳溫槍量的體溫比醫院的高。耳溫槍是利用紅外線測量耳膜的溫度，因為成人的耳道在外側是向前向上走，所以測量時要將耳朵向上向後拉，耳溫槍的探頭才能接觸到耳膜，測到的耳溫才是正確的；可是我在台大醫院住那麼久（包括後來好幾年），只有一位護理師在量耳溫時會拉耳朵，再加上醫院的耳溫槍探頭比較大，不容易碰到耳膜，所以測到的耳溫常常是耳道的溫度，而不是耳膜的溫度，當然會比較低。TERUMO 的耳溫槍探頭比較小，比較容易接觸到耳膜，而且我自己量耳溫都會拉耳朵，應該是我自己量的才是正確的。所以後來我每次住院都會自己帶耳溫槍，如果覺得不對勁就自己量體溫。

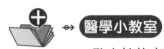

醫學小教室

敗血性休克
因敗血症引起的休克，死亡率可能高達 80%。

一直沒有說出口的愛

下輩子，希望你還能夠當我的太太。

「骨髓移植」聽起來就很可怕，查了一些資料後覺得更恐怖。癌細胞可能不會完全被消滅，骨髓被高劑量的化療破壞後，感染等風險更高，移植的幹細胞可能不會在骨髓生長，這些都可能導致死亡；後續的反排斥如果嚴重，也會造成死亡。我不但感到害怕，想到生病後太太對我的照顧，也覺得很內疚。太太和我結婚後辛苦持家，好不容易等到兩個孩子成年，準備和我到處旅遊，享受人生，我卻得了白血病，讓她來照顧我。骨髓移植要在隔離病房待一個月，不能會客，能否活著出來見到家人還是未知數。我越想越難過，用 Line 傳了一段話給太太。

「好像沒有機會告訴妳我有多愛妳，事實上我非常非常愛妳。我很幸運有妳這麼好的太太；妳是好媳婦、好太太，也是好媽媽，我林禹宏三生有幸才能娶到妳。不管治療有多痛苦，

我都會勇敢的接受。下輩子，希望妳還能夠當我的太太，換我好好照顧妳。」

治療期間，太太是我最大的精神支柱，不僅把我照顧的無微不至，不論我的病情起伏，每天早上進到病房，一定帶著燦爛的笑容跟我道早安；不管治療過程有許多難關和挑戰，她總能用正面樂觀的方式去解釋；也經常鼓勵我，讓我對治療始終抱著希望。

我的病情經過血液科會議討論，同意進行骨髓移植，預計明年 1 月 7 日住院做骨髓移植。

11 月 21 日，回家十三天後再度住院，準備做化療和骨髓移植前評估。還沒開始化療，白血球卻從八天前的 1650 掉到 1180，血小板從 51000 掉到 20000。我在住院六天前，右後腦就開始抽痛，住院後痛得更厲害，吃止痛藥效果也不好。林醫師擔心可能是癌細胞侵犯到腦部，除了骨髓穿刺，還安排腦部磁振造影（MRI）和腰椎穿刺檢查，同時預防性在脊髓鞘內打入化療藥（Intrathecal chemotherapy）。兩天後，右邊後腦和前面脖子長了許多紅色的疹子，原來是帶狀皰疹；後來吃了治療帶狀皰疹的 Valtrex 慢慢就好了。帶狀皰疹常發生在壓力大或免疫功能低下時，在化療的病人並不意外。

幸好骨髓穿刺和腰椎穿刺檢查都沒有看到癌細胞，腦部磁振造影只有看到兩個舊的小出血點，但是和頭痛無關。

　　住院後密集照會了心臟科、精神科、牙科、眼科、皮膚科、泌尿科、營養師、神經科、耳鼻喉科，只有婦產科沒有看（如果是女病人就會看）；還做了胸部電腦斷層，幾乎是全身健康檢查。住院五天後，白血球又降到 870。雖然骨髓穿刺沒有看到癌細胞，但是林醫師說白血球上不來，而且單核球高，表示有一些 clone（族群）的癌細胞殺不死；加上白血球低，再化療感染的風險太高，所以暫不化療，直接骨髓移植。

　　當時台大醫院的癌醫中心還沒完工，幹細胞移植病房有兩個地方：一個在東址的三樓，另一個在兒童醫院。出院前，太太陪我到四樓的幹細胞移植病房看一看。骨髓移植的病人幾乎沒有免疫功能，所以對無菌的要求很高，比開刀房還嚴格。東址的骨髓移植病房沒有對外窗戶，有一面牆壁外面是走廊，有大片玻璃和對講機，家人來探視時可以隔著玻璃看到對方，也可以用對講機講話；雖然是很人性的設計，但是看了還是蠻感傷的，覺得好像是監獄的犯人在會客，或是動物園裡的動物給遊客看。兒童醫院的骨髓移植病房有對外窗戶，雖然沒辦法看到家人，但是可以看到外面的景色，所以我期盼能排到兒童醫院。

12 月 10 日看門診時，白血球上升到 2430，血小板上升到 11 萬 6000。林醫師告知移植入住日可以提早到 12 月 17 日，而且如我所願是在兒童醫院。住院 8 天後骨髓移植，剛好是聖誕節，雖然我們不是基督徒，但是這天是耶穌降生的日子，我們覺得是好兆頭，希望在這個好日子移植，能夠更加地順利。

住院前，林醫師安排幹細胞移植病房的護理師為我們介紹注意事項。移植病房通常住一個月左右，再轉到普通病房觀察；為了避免跌倒等意外，必須有家屬或看護 24 小時陪同，而且住院期間不能離開移植病房，以減少感染的風險。也就是一個月的生活都在病房內，包括：吃飯、洗澡、洗衣服等，太辛苦了。護理站有提供幾位看護的聯絡電話，他們專門照顧幹細胞移植的病人，所以我們決定請看護，太太每天送換洗衣服和食物進來。

幹細胞移植

二十一年前我親手接生兒子來到這個世界，想不到
二十一年後兒子的幹細胞給我重生的機會。

　　終於到了 12 月 17 日住院的日子。進入幹細胞移植病房前，
家人和我在門口照相，留下入關前最後的回憶。除了為我加油，
也不知道要說什麼。我表面很堅強，但是心裡很清楚：幹細胞
移植和前面四次化療不一樣，面對未知的移植結果，這張照片
可能是我們的最後一張合照。

　　我帶著簡單的行李走進幹細胞移植病房，自動門一關起來，
我就和家人分開。我的心情很沉重，不是因為又和家人分開，
而是不知道能否再見到他們。

　　一進入移植病房就是護理站，隔著走道就是整排隔離病房。
我的病房在走道的最後面，稍微小一點，但是離護理站最遠，
應該會比較安靜。因為擔心會把細菌帶進病房，我只帶換洗衣
服、手機和電動牙刷，筆電和書都沒帶。隔離病房的配置和一
般單人病房差不多，除了病床，還有獨立衛浴、電視和陪病床。

這裡的病房是正壓隔離病房，和一般呼吸道感染病人住的負壓隔離病房不同的是：負壓是把病房內污染的空氣抽出去，正壓是把過濾過的空氣從病床上方的出風口吹進來，所以病床附近的空氣是最乾淨的，幾乎是無菌；雖然護理師說可以不必戴口罩，但保險起見我還是都戴著。左邊牆壁有一面窗戶，窗戶下方是兒童醫院停車場出口車道，遠方可以看到公園路和信陽街交口的麥當勞，雖然不是什麼特別的風景，但是可以看到外面，心情就比較好。

這個月移植病房的住院醫師是十月把我從敗血性休克救回來的莊建淮醫師，讓我放心不少。安頓好後，第一件事是用消毒藥水洗澡，在網路上看到以前要用優碘藥水泡澡，現在已經取消了。接著插中央靜脈導管，以便打化療藥。因為我之前裝的人工血管在十月感染後拔掉了，每次化療前都要插中央靜脈導管。以前我的血管很粗，經過四次化療後血管變很細，而且變硬，不太好打，打了半個多小時，感覺試了至少三次，還是無法插進血管，後來拿超音波來找血管才成功。

中央靜脈導管打上後，就開始第一天的化學治療。林醫師跟我解釋：因為我的年紀比較大（大於 50 歲），白血球比較

低，十月又曾經敗血性休克，用傳統的超高劑量化療太危險，所以要減少化療的劑量（Reduced-intensity conditioning），稱為「迷你移植」。預定 12 月 25 日骨髓（幹細胞）移植，12 月 26 日輸周邊血幹細胞；因為我是半合移植，加做骨髓移植可以減少反排斥。半合移植的移植失敗、反排斥、死亡率都比較高，但是相對的移植物抗白血病效應（Graft-versus-leukemia effect，GVL）比較好，這是唯一的好處。幹細胞移植的目的，除了利用化療或放射線治療殺死癌細胞外，同時輸入的淋巴球會攻擊病人的組織和器官（也就是「反排斥」），也會攻擊癌細胞，稱為「移植物抗白血病效應」；半合移植的移植物抗白血病效應比較好，能減少白血病復發的機會；此外兒子年輕、體格又好，移植成功的機會和存活率都比較好，這是我的優勢。

　　病房的前面牆壁上貼了一張紙，紀錄每天血球的變化。骨髓移植日 12 月 25 日是 D-0，住院第一天是 D-8，隔天起每天的流程都差不多，早上大約七點半洗澡，換上乾淨的衣服，護理師九點來做完治療就開始給藥，包括：化療藥、營養針、止吐藥等。太太中午會送午餐和乾淨的衣服，順便把早上換掉的衣服和毛巾帶回去洗。傍晚或晚上藥打完，點滴拔掉後，就下床走一走或做一些簡單的運動，避免肌肉萎縮。化療的副作用跟前四次

差不多，主要是疲倦和胃口不好，本來最擔心的嘔吐和口腔潰爛很幸運沒有發生。雖然胃口不好，還是勉強自己吃點東西，才能補充營養，幫助身體修復。太太前一天就問我想吃什麼，隔天就幫我準備好帶來。

六天化療結束後，接著打兩天的「兔子血清」（Anti-thymocyte globulin，ATG）也就是「抗胸腺細胞免疫球蛋白」，因為是從利用兔子取得的，俗稱「兔子血清」，目的是預防移植物抗宿主疾病（反排斥）。聽說兔子血清打了會發高燒，果然早上六點開始打，十點半就燒到 38 度，即使吃了退燒藥，體溫還是一路升到 39.7 度，到半夜三點才退燒；第二天就沒那麼高了。兒子在這一天住院，準備隔天抽骨髓。他從四天前開始，就每天打白血球生成素（G-CSF）以刺激造血幹細胞和白血球生長，這種針打了會有骨頭和肌肉痠痛的副作用，雖然林醫師說可以吃止痛藥，他卻忍住不吃，因為擔心藥會影響骨髓的品質。他從十月確定要捐骨髓後就很照顧自己的身體，早睡早起、均衡飲食、持續健身，希望給我好骨髓。他不敢出去玩，機車也不敢騎，怕萬一發生意外沒辦法捐。他深感責任重大，但是很期待這一天到來，因為他不用等到賺錢就有機會報答養育之恩。

12 月 25 日（D0）早上七點半兒子就被送到開刀房準備，他雖然期待這一天很久了，還是很緊張，除了手術本身，主要是擔心骨髓幹細胞的品質，因為這會影響我移植的結果。十點醫師從開刀房出來，滿臉笑容，很興奮的跟太太說明：「很成功，很順利，抽了 700 CC！血壓都沒有掉。」抽骨髓的位置和骨髓穿刺一樣，在兩邊的腸骨脊，但是骨髓穿刺只抽一次，抽骨髓幹細胞卻要抽好幾次，每次抽到的量也不一定；而且要考慮捐贈者的安全，如果血壓降低就要停止。可能是因為兒子的身體很好，每次都抽到很多，抽了 700 CC 血壓也沒有掉，難怪醫師這麼高興。抽完後再把兒子兩個禮拜以前抽的 500 CC 自捐血輸回去。

中午兒子回到病房，麻醉也退了，可以和我視訊。他就像一般麻醉後的病人，看起來很虛弱，讓我看了很心疼。他兩邊腸骨共刺了十個洞，雖然他說還好，但是我相信一定很痛，因為我做骨髓穿刺只刺一個洞都要痛好幾天，何況是十個洞！比起傷口的痛，他更擔心的是抽出來的幹細胞可不可以用，以及對移植的影響。

抽出來的骨髓還要經過處理，最後得到 70 西西。下午 2:54 護理師帶一包血袋進來，裡面裝著暗紅色的液體，原來這就是

珍貴的骨髓幹細胞（還有其他成份）。血袋上除了有醫師的簽名，還有我和兒子的姓名貼紙。護理師把血袋接上我的中央靜脈導管，就開始幹細胞移植；順利的話這些幹細胞會在我的骨髓裡增生。看著這些幹細胞一滴一滴流進我的身體裡，我不禁激動的流下眼淚。二十一年前我親手接生兒子來到這個世界，想不到二十一年後兒子的幹細胞給我重生的機會。這天血球快速下降，白血球只剩 40 顆，血小板降到 41000。

隔天早上八點，兒子又被送去抽周邊血幹細胞。過程中有兩根針分別打在兩手的手肘，一條把血抽出來，經過一個血液分離機把幹細胞分離出來，再把剩下的血輸回去，整個過程最不舒服的就是雙手都要一直伸直，不能亂動，不然針會跑掉。可能是因為兒子的血管很粗，血液循環好，三個多小時就抽到足夠的量，還留一部份冷凍起來以備不時之需，聽說一般要抽六到八小時，有時候因為捐贈者血壓下降就要停止，有的還要分兩天抽。

下午 3:20，護理師把一袋分離好的周邊血幹細胞帶進來，周邊血幹細胞的顏色沒有昨天的骨髓幹細胞顏色那麼深，只有 39 西西，不到二十分鐘就輸完了。和昨天一樣，看著這些紅色液體慢慢流進我的身體，我低聲祈禱兒子的幹細胞好好在我身

體裡住下來，發揮他們的作用。我覺得很神奇的是：幹細胞輸進血管裡，卻會自己找到骨髓定居下來。

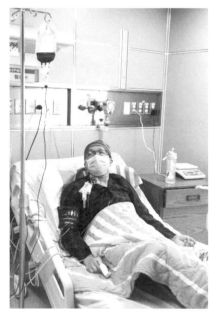 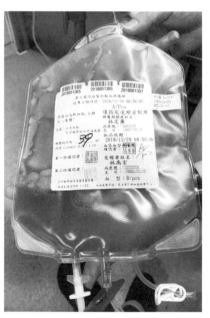

（骨髓移植，輸入骨髓幹細胞） （兒子的周邊血幹細胞）

　　傍晚兒子要出院時，家人特地走到兒童醫院，想要跟我打招呼。兒子住的病房在東址大樓，和我住的兒童醫院隔著中山南路和西址舊院區，所以要穿過中山南路到西址，沿著中央走廊走到後面的兒童醫院。家人到了兒童醫院旁邊的走道時，太

太打電話給我；我從五樓病房的窗戶往下看，看到太太和兩個孩子和我揮手。九天沒有看到家人，心裏很高興，可是卻看到兒子坐著輪椅，讓我很不捨。原來兒子本來自己走，但是快到兒童醫院時臉色蒼白，太太就讓兒子坐上輪椅。兒子連續兩天抽骨髓和周邊血還是流失一些血，走久了會喘；但是他很高興，因為幹細胞量很夠，主治醫師很滿意。接下來就是觀察幹細胞能否在我體內發揮作用。

接下來幾天是最關鍵的時期，因為化療後骨髓的功能被破壞殆盡，嚴重感染的風險很高，如果移植的幹細胞無法在骨髓發揮作用（也就是移植失敗，graft failure），幾乎是死路一條。每天等待抽血結果的心情，好像等待大學聯考放榜；家人的心情也都很忐忑不安，尤其是兒子，他很擔心萬一移植失敗，他要負一部分責任。

骨髓移植當天（D0）白血球 40 顆還不是最低的，接下來血球持續下降，D+4 天白血球剩 20 顆，血小板只剩 15000，已經到了可能自發性出血的程度，偏偏這時候血庫缺血，沒有血小板可以輸。這天我都躺在病床上不敢下來，怕萬一跌倒會大出血。隔天（D+5）血庫才有血小板，輸了十二單位。這天血球創新低，白血球只剩 10 顆，血小板更低到 8000。

走出移植病房

我是極少數自己走出移植病房的病人。

移植後過了一週，移植的幹細胞還沒有發揮作用，D+8 天，白血球還是只有 30，血小板只有 15000；我每天都提心吊膽，除了擔心敗血症和出血，更害怕移植失敗。林醫師說白血球到 100 後就會上升的很快。D+9 天，白血球終於到 100，讓我們鬆了一口氣。隔天（D+10）白血球到 530，血小板 25000，看來兒子的幹細胞發揮作用了。D+11 天，白血球跳到 3210，終於讓我們比較放心。

通常在骨髓移植病房待到血球穩定後，就會轉到普通病房，觀察幾天後才出院。D+14 天，白血球 2490，血小板 41000，本來要轉到普通病房，但是那幾天病房很滿，林醫師認為我的血球生長的可以，就答應讓我直接出院回家。

住院中整體來說我的狀況算不錯，沒有嚴重副作用，雖然胃口不好，每天三餐還是能夠吃點東西；除了有幾天因為血小板

太低不敢下床，否則每天針打完就會下床做一點運動。對面病房住的是一位六十幾歲的男性，隔著窗戶我們可以看到彼此的病房，我看他每天都躺在病床上。有一次照顧他的太太和看護聊天時，說他們很羨慕我每天都可以吃東西，還下來走動。照顧我的看護有多年照顧幹細胞移植病人的經驗，跟我說在她照顧過的病人裡，我的狀況是最好的。出院當天太太還陪我一起「走出」移植病房出院回家。看護說她曾經聽過有人沒有轉到普通病房，直接從移植病房出院，不過是坐著輪椅，因為很虛弱；這是她第一次聽到有人從移植病房自己「走」出院。

　　我總共住院二十二天，也比一般的一個月要短。兩個多月前，聽到要做骨髓移植讓全家陷入愁雲慘霧，現在移植順利讓我們如釋重負，尤其是兒子。我在移植後恢復很好一部份要歸功於兒子的好骨髓，剛好那時候有一篇醫學研究發現：幹細胞捐贈者的年齡和病人的存活率有關，捐贈者越年輕，病人的存活率就越高。

出院三天後林醫師傳來好消息，出院前做的骨髓穿刺結果正常，沒有癌細胞；後來 STR 分析（Short tandem repeats，也就是 DNA 鑑定的方法）都是兒子的 DNA，表示我的骨髓已經完全被兒子的幹細胞取代，我的血型也從 B 型變成兒子的 A 型。回家後雖然日常生活都可以自理，但是很疲倦，每天都覺得很累，林醫師說是正常現象，體力要半年才會恢復。

　　剛移植完骨髓功能還沒恢復正常，出院時雖然白血球有 2490，部份原因是打了白血球升成素的假象；即使血球正常了，這時的免疫功能就像新生兒，還不是很健康，要一年後才會正常；而且這時候還在吃抗排斥藥，也會抑制免疫功能，所以要小心感染，尤其是一些伺機性感染。除了護理師交代的不能吃生食，水果要吃帶皮的，太太特地買了一台可以過濾流感病毒的空氣清淨機，希望能減少空氣傳染的機會。

 醫學小教室

伺機性感染（Opportunistic infection）
由伺機性病菌引起的感染。這些病菌常存在人體內，在正常人不會造成感染，但是在免疫功能低下的人卻可能造成嚴重感染。

再次住院

幹細胞移植的病人，有一半會發生死亡率很高的巨
細胞病毒感染。

剛出院每個禮拜要抽血，回門診追蹤；除了看血球變化，
還要看是否有伺機性感染，特別是「巨細胞病毒」，聽說幹細
胞移植的病人有一半會發生巨細胞病毒感染。各種血球裡面，
紅血球是恢復最快的，都在及格邊緣，之前在住院中紅血球也
是掉最少的。白血球都在 2000 左右，血小板 50000 多，雖然沒
有出血的危險，但是離正常值的下限 15 萬還有一段距離。

出院 12 天後（D+36）巨細胞病毒量（viral load）上升到
5310，必須住院打針，打一種自費的抗病毒藥 Foscarnet，一天
約 9000 元。不過四天後開始發燒，最高到 40.3 度，後來血液培
養長出綠膿桿菌（*Pseudomonas aeruginosa*），這種菌也是常發
生在免疫功能低下的病人，對許多抗生素都有抗藥性。雖然加
了抗生素，三天後發炎指數還是偏高（2.75），巨細胞病毒量反

而增加到 6810。這讓我很擔心，因為巨細胞病毒的自費藥已經打了七天，看起來沒有用，接下來怎麼辦？發炎指數還是高，是否抗生素對綠膿桿菌也沒效？

隔天林醫師更改抗生素，加上巨細胞病毒免疫球蛋白（IVIG），等於是把抗體打進去，同時減少抗排斥藥以增加免疫功能，終於在六天後巨細胞病毒量降到 1270，發炎指數降到 0.32，白血球上升到 5720。再過四天巨細胞病毒量降到 374，可以出院了，總共住了 18 天。再過兩個禮拜巨細胞病毒就測不到了，四個禮拜後包括血小板，所有的血球都正常了。

 醫學小教室

巨細胞病毒（Cytomegalovirus，CMV）是一種常見的病毒，台灣成年人約 80% 曾經感染過，但通常沒有症狀。感染後病毒會潛伏在體內。免疫功能低下時潛伏的巨細胞病毒會被活化，或經由接觸被感染，可造成視網膜、腸道、肝臟、肺臟、腦等器官感染，死亡率很高；尤其如果導致間質性肺炎，死亡率高達百分之八十。

浴火重生

我身上流著兒子強壯幹細胞製造的血液，比生病前
還健康。

　　血球正常，骨髓穿刺也正常，表示幹細胞移植初步算成功，
接下來要觀察的是反排斥和白血病是否復發。因為我是半合移
植，通常反排斥會比較嚴重。急性反排斥最常發生的部位是皮
膚、黏膜和肝臟，我很幸運只有口乾；以前一天可能喝不到
一千西西的水，這時候一天會喝到五千西西。

　　六個月的辛苦抗癌，總計住院 146 天，終於暫時告一段落，
這些日子儘管辛苦波折，但是對於一路上發生的奇蹟，我充滿
感激。化療的反應比預期的好、多次敗血症，甚至敗血性休克
都一一過關、半合幹細胞移植也很順利，我感謝上天對我的眷
顧。我們全家常常出去吃飯，去北部許多地方玩，過年還到台
東玩了五天，把握全家人在一起的時間。我身上流著兒子強壯
幹細胞製造的血液，每週健身四次以上，比生病前還健康。

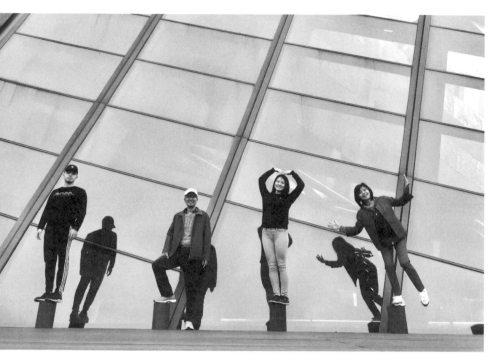

（蘭陽博物館－幹細胞移植後全家出遊）

　　三月中做的骨髓穿刺檢查正常，體力也逐漸恢復，我決定
回醫院上班。本來太太希望我休息一年再工作，但是我認為自
己身體很好，堅持回去工作。其實主要的原因是沒有人知道白
血病會不會，或者何時復發，我在治療期間花了不少錢，我要
在還活著的時候多賺點錢留給家人。

重披白袍

我相信上天讓我留下來，是要讓我留下來幫助更多
病人。

　　骨髓移植後我休息三個多月，四月就回醫院工作。之前病
人私訊我為什麼停診，我只簡單回答：「因為健康因素，暫時
請長假。」回去工作後，很多病人知道我得了白血病，紛紛表
達慰問和關心，也有些癌症病人問我如何度過抗癌的日子。

　　我也用我的抗病經歷鼓勵或安慰一些不孕症的病人。許多做
了多次試管嬰兒仍然無法如願的病人講到自己的治療經過覺得
很沮喪，有的甚至會在診間激動流淚：「我怎麼這麼悲慘？」「為
什麼是我？」我安慰她們：「妳有我悲慘嗎？妳看看我這樣都
走過來了，我們不要灰心，一起努力。」她們聽了我的回答後，
通常就會比較釋懷。

　　有些條件很差、幾乎不可能懷孕的病人，我也安慰他們換
個角度思考：「如果命中注定沒有孩子，至少你們有健康的身

體，兩個人也能好好生活。」大難不死讓我體會到：有健康的身體就是最大的福報。

　　請假期間，許多急著想做試管嬰兒的夫妻同意在我的指示下進行療程，我會遠距提供醫療計畫，追蹤藥物反應，並請我的同事楊怡芳醫師取卵，將胚胎冷凍起來，等我回來上班後再將胚胎解凍，植入胚胎。我回到醫院上班後，這些病人陸續回來植入，很多都順利懷孕，懷孕率絲毫不受影響，我比這些夫妻還要高興，因為沒有辜負病人的期待和信任。我也回到手術室，做我擅長的內視鏡手術，幫助許多婦女懷孕或是解決病痛的困擾。回到醫療崗位讓我無比感激和滿足，我相信上天讓我留下來，是要讓我留下來幫助更多病人。

出現異常細胞

才剛慶祝幹細胞移植一周年，骨髓穿刺卻出現異常
細胞。

　　幹細胞移植後每個禮拜回診，每個月要做一次骨髓穿刺，密
切追蹤狀況。做骨髓穿刺的病人很多，通常要等很久。為了要
趕回醫院工作，女兒一大早就到台大醫院幫我抽號碼牌，我通
常可以排到前兩個，結束後就可以回到新光醫院上班。很幸運，
骨髓穿刺都沒有發現癌細胞；曾經長過水痘和帶狀皰疹，還好
沒有更嚴重的感染。

　　骨髓移植一年後，六次骨髓穿刺都沒有看到癌細胞；然而第
六次骨髓穿刺的十三天後，林建嶔醫師突然打電話給我，告知
骨髓穿刺進一步的流式細胞分析（flow cytometry）有 0.03% 的
異常細胞，STR 分析有少量（<5%）是我的 DNA。骨髓移植如果
成功，我的骨髓應該完全被兒子的幹細胞取代，移植出院前做的
骨髓 STR 分析都是兒子的 DNA，但是現在卻出現我的 DNA，
很可能是癌細胞；保險起見，要打之前兒子冷凍的淋巴球。

幹細胞移植後的反排斥（移植物抗宿主疾病，Graft-versus-host disease, GVHD）是捐贈者的淋巴球攻擊病人的組織器官，同時這些淋巴球也會攻擊癌細胞，稱為「移植物抗白血病效應」（Graft-versus-leukemia effect）。雖然反排斥有時候很嚴重，但是有反排斥的病人白血病比較不會復發。理論上分離幹細胞時可以去除淋巴球，就可以減少反排斥，但是也會減少移植物抗白血病效應，相對的白血病復發的機會就會增加，所以通常會保留淋巴球。打淋巴球（稱為 Donor lymphocyte infusion，DLI）的目的是誘發反排斥，同時誘發移植物抗白血病效應來殺死癌細胞。

兩天後我在約定的時間來到注射室，裡面已經有很多人，病床早就躺滿了，椅子也坐滿了人，還有一些人在門外等候，看起來大部分的病人是來輸血的。輪到我的時候，護理師先幫我量血壓、心跳、體溫，然後打上點滴。過一會兒，有一位醫師拿著一個針筒，裡面有大約五西西的淡紅色液體，跟我核對身分後就把這些液體打進我的血管裡；原來打淋巴球就這麼簡單。護理師接著打抗過敏針 Venan，觀察半個小時。抗過敏針我每次打完都會想睡覺，睡醒就離開了。前後大約一個小時，沒有任何不舒服。

當天晚上體溫上升到 37.6 度，吃了退燒藥體溫就降下來。七天後開始拉肚子、皮膚癢、肝功能稍微上升，林醫師說應該是反排斥。

一個月後再做骨髓穿刺，仍然有 0.1% 的異常細抱，STR 分析還是有我的 DNA（<5%），林醫師說要再輸淋巴球。我們都很失望、害怕，上次輸淋巴球沒有達到預期的效果，再打會有用嗎？如果還是沒效怎麼辦？是不是只能等死了？

有了前一次的經驗，第二次輸淋巴球就比較不會緊張，反而多的是擔心，擔心沒有效。當天晚上也是輕微發燒，吃了退燒藥體溫就降下來。隔天開始會心悸，心跳到九十幾下，體力也變差；五天後輕微腹瀉。回診時林醫師說應該是反排斥，同時叫我吃標靶藥 Venclexta，一顆自費 2034 元，一個月就要六萬多塊。

除了醫療費用，接下來的反應也讓我飽受折磨。

嚴重反排斥

出現這麼厲害的反排斥，九成以上的機會癌細胞都
會被殺死。

打淋巴球後第 27 天，晚上突然覺得整個口腔黏膜和牙齦會
痛，這是從來沒有過的經驗。不像常見的嘴破（口腔潰瘍）是
局部的疼痛，這次是整個嘴巴都有緊繃、刺痛的感覺。

隔天覺得疲倦，體溫有點高。再過一天嘴巴更痛了，喉嚨
也痛；仔細看嘴巴裡出現幾個小破洞。和林醫師聯絡後，說像
是病毒感染，叫我吃抗病毒藥 Valtrex 和用 FK506 漱口。FK506
是一種免疫抑制劑，可以減少反排斥。這些破洞進展的很快，
才一兩天整個嘴巴和喉嚨就佈滿了大大小小的潰瘍，本來只是
小洞，很快就變成 0.5 到 1 公分的潰瘍；連化療的病人也沒這麼
嚴重。因為範圍太大了，又很痛，這些潰瘍讓我痛不欲生！以
疼痛指數（VAS）零到十分，應該有九到十分。我用平常嘴破
或喉嚨痛常用的 Difflam 止痛噴劑，又吃止痛藥，但是都沒有任
何作用，不但痛到沒辦法吃東西，沒有吃東西也很痛，尤其是

講話和吞口水的時候更痛。晚上更痛苦，因為痛到沒辦法睡覺；有時候累到睡著了，很快又被痛醒，天亮還要去醫院上班。

我去圖書館找了一本口腔疾病的書，原來這是 Herpetic gingivostomatitis （皰疹性齒齦口腔炎），是由皰疹病毒引起的口腔發炎，常發生在老人、幼兒和愛滋病人等免疫功能低下的人，治療方法也是吃抗病毒藥 Valtrex，可以縮短病程。

我實在痛得受不了，也沒辦法吃東西，想到去找耳鼻喉科同事求救。吳幸美醫師幫我噴上麻醉藥 Xylocaine，果然麻麻的，馬上就不痛了，還勉強可以吃稀飯或麵。不過藥效一個多小時就過了，需要持續噴才不會痛；連睡覺也是一樣，一個多小時就會痛醒，就要起來再噴一次。

嘴巴的潰瘍已經讓我很難吃東西了，幾天後又開始噁心、拉肚子，接著身上前後都出現一些紅疹，然後往上下蔓延到脖子、臉、手、腳，紅疹幾天就變成暗紅色、大小不一的斑點，幾乎佈滿了全身。這時候已經做了移植後的第八次骨髓穿刺檢查，結果正常了。林醫師說皮膚表現，加上噁心、拉肚子、疲倦，都是反排斥的症狀，出現這麼厲害的反排斥，九成以上的機會癌細胞都會被殺死，所以這次血球也長得很好。原來我之前的

反排斥太輕微了，不見得是好事。林醫師把自費的標靶藥停掉，但是除了類固醇，還加上自費的抗排斥藥 Jakavi（捷可衛）以抑制反排斥。捷可衛一顆兩千多塊，一個月的藥費約七萬五千元，我雖然很不舒服，又很累，還是得每天去醫院工作，才能支付藥費。

我完全吃不下東西，比化療的時候還嚴重！林醫師開給我化療病人常喝的 Megace，希望能增加食慾，可是沒有用。我嘗試去針灸，也沒有任何效果。我的體重一直往下掉，擔心會脫水和營養不良，每天在醫院找空檔的時間打 1000 到 1500 西西的點滴和營養針。點滴補充的熱量畢竟有限，所以不到一個月體重就掉了十一公斤，胸前肋骨一根一根隱約都看得到，褲子每一條都變太大沒辦法穿。

嘴巴的潰瘍終於在一個多禮拜後逐漸癒合，除了又開始口乾，還出現一個奇怪的症狀：味覺改變。食物都吃不出原本的味道，所以也不會覺得好吃；最特別的是對「辣」變得極度敏感。我本來就不太會吃辣，但是小辣還可以接受。有一次吃到小辣的炒空心菜，才咬下第一口，整個嘴巴就像著火一樣燙得受不了，喝了冷水也沒有用。我趕緊衝到廚房，打開水龍頭，用自來水沖嘴巴，幾分鐘後燒灼感才逐漸消失。有了這次經驗，

太太炒菜都不加辣椒和胡椒。但是有一次太太去餐廳幫我外帶一份海鮮粥，雖然特別交代不加胡椒和辣椒，可是我才喝一口嘴巴就燙得受不了。打電話去餐廳才知道，可能是裡面的配料在處理過程中加了胡椒，雖然別人吃不出來，可是我的辣覺好像被放大千倍萬倍，還是辣到受不了。

大約六個禮拜後，噁心感逐漸消失，體重已經掉了 13 公斤，從 71 公斤掉到 58 公斤，也不再拉肚子。八個禮拜後，胃口恢復了，體重終於止跌回升。接著出現口腔黏膜變白，指甲開始剝落，林醫師認為已經轉成慢性反排斥。

不過，這些還不是最嚴重的！

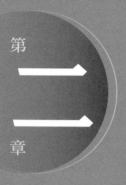

肺部反排斥——
生不如死的折磨到
安寧照護

我的肺功能逐漸惡化，做任何動作都很喘，

過著生不如死的生活。

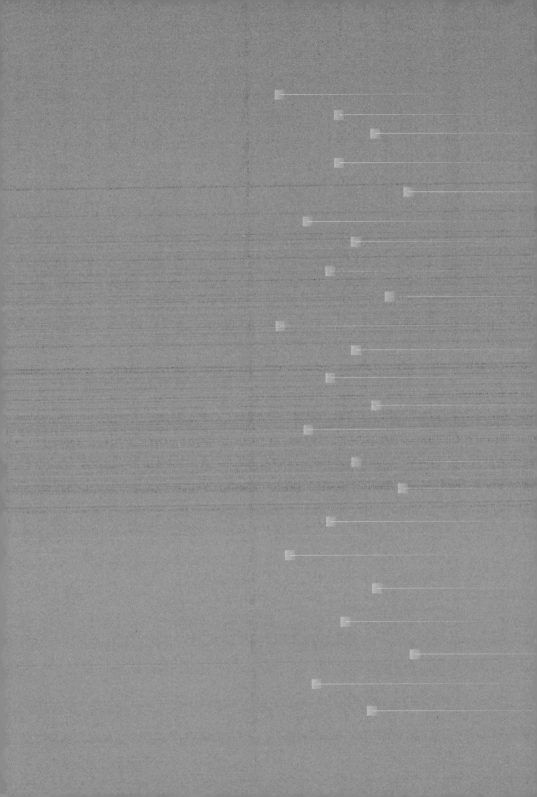

肺囊蟲肺炎

打了四天抗生素，胸部 X 光顯示不但右上葉肺炎
沒有改善，連左上葉也感染變白了。

　　胃口正常後我就拚命吃東西，想把之前掉的體重補回來，
體力也漸漸恢復。但是好日子沒有多久，七個禮拜後，2020 年
7 月 20 日，這天回林建嶔醫師門診，告訴他上次兩周前門診後
一兩天就開始會喘、咳嗽，而且越來越嚴重。林醫師幫我測血
氧，結果只有 86%，叫我立刻轉急診。正常的血氧（飽和度）
是 95% 以上，健康的人通常是 99-100%；90% 以下就算缺氧了。
當時我沒有覺得特別不舒服，而且前幾天都還可以像平常一樣
走路上下班，剛才還從停車場走到一樓門診，我覺得很納悶，
怎麼叫我去急診？

　　林醫師已經跟急診聯絡。到了急診，護理師馬上給我戴上
氧氣面罩。一位醫師跟我說：「我們先用 O₂ mask（氧氣面罩），
不行就要插管。」

我很驚訝地說：「我剛才還自己走去看門診，還從門診走到急診，有這麼嚴重嗎？」

不過，即使氧氣流速調到最高的 10 L/min，血氧也只有 92-94%。氧氣面罩要用帶子固定在頭上，面罩蓋住鼻子和嘴巴，很不舒服，不過還好沒有插管。

胸部 X 光和電腦斷層檢查都顯示右上葉肺炎，醫師懷疑是肺囊蟲肺炎（Pneumocystis jiroveci pneumonia，簡稱 PJP），把我轉到加護病房治療；後來痰液培養等檢查陸續出爐，確定是肺囊蟲肺炎。

打了四天抗生素，原本以為應該會改善，結果胸部 X 光顯示，不但右上葉肺炎沒有改善，連左上葉也感染變白了，表示肺炎持續在惡化。我心裡很害怕，擔心抗生素沒有效；幸好再加上自費藥以後病情逐漸改善，八天後轉到普通病房。

有一天測血液氣體時發現二氧化碳（分壓）太高，醫師讓我改用 BiPAP 呼吸器（雙向正壓呼吸器），希望能把二氧化碳降下來；不過不到一天，護理師發現我胸前有皮下氣腫（氣體跑到皮下組織），擔心是肺臟受傷（壓力太大把肺臟撐破），又把我換回鼻導管。

轉到普通病房後還是要使用氧氣，血氧都在 98% 以上，數字看起來好像不錯，但當我試著拿掉氧氣，血氧就會掉到 93%。我擔心是否不能出院，不過住院醫師說一般心、肺疾病的病人血氧 93% 還可以接受，可以回家。出院前，復健治療師來看我走路和血氧的變化；躺在病床上十幾天，剛走路竟然不太穩。在沒有用氧氣的情況下，從病房慢慢走到走廊盡頭，大約六十公尺，血氧就掉到 88%，休息一下可以上來到 96%，再走回病房血氧又掉到 86%。我以為這是肺炎後肺功能還沒恢復，休息一段時間應該就好了。

　　住院期間，發現兩個手掌出現幾個小破皮，林醫師認為是反排斥（GVHD）變嚴重，把自費的捷可衛（Jakavi）從一天一顆增加到早晚各一顆，這下子一個月藥費暴增到將近十五萬。還好後來製造「捷可衛」的藥廠 Novartis 在全球提供「恩慈療法」（Compassionate treatment），提供一些名額給病人免費服用「捷可衛」。林建嶔醫師很熱心幫我申請，也很幸運在四個月後通過了，幫我省下一大筆藥費。

　　住院 18 天後，剛好在父親節這天出院，體重竟然掉了 8 公斤，降到 59 公斤，之前好不容易吃回來的體重又不見了。

醫學小教室

1. 肺囊蟲肺炎

   肺囊蟲（*Pneumocystis jiroveci*）是類似黴菌的病菌，許多健康的人體內也有肺囊蟲，但是幾乎都不會感染；會感染成肺炎的幾乎都是愛滋病或是免疫功能有缺失的病人，死亡率高達 10-20%，甚至在接受化學治療或使用免疫抑制劑的病人，死亡率更達到 30-50%。

2. BiPAP 呼吸器

   BiPAP 是 Bidirectional positive airway pressure 的縮寫，中文翻譯成「雙向正壓呼吸器」。病人須戴上一個面罩，機器在吸氣和呼氣時均提供壓力，使病人能夠吸入和排出更多空氣。

離不開氧氣

即使大口吸氣，吸進去的氧氣還是無法供應全身細胞所需。

　　出院前手掌的破皮越來越多，也變大，後來逐漸脫皮；腳掌開始角質化，變得粗粗的。後來雙手都掉了一層皮，手指和腳趾的指甲也開始剝離，逐漸掉落，留下下面一層硬硬的，不太像指甲的組織。一直到寫這本書的兩年多後，腳指甲都沒有再長；手指甲在一年多後開始慢慢長，但是長出來的指甲像樹皮粗粗的不平整，而且很脆，容易斷裂。

　　回家後，太太馬上去買個血氧機，以便隨時測量血氧，大部分在 86%，有時候到 97%。可能因為大部分時間都躺在床上休息，並不會覺得很喘；但是過幾天下床活動就發現不太對勁。

　　為了讓我補充足夠的蛋白質恢復體重，女兒幫我買她健身在喝的高蛋白乳清，泡一包就能補充二十公克的蛋白質。有一天早上想要自己去泡高蛋白來喝，走到廚房，伸手打開上面的櫃子竟然就很喘，把高蛋白拿下來就要趕快坐下來喘氣；幾分鐘

後比較不喘了，再走回廚房把高蛋白加到馬克杯裡，加入水我又很喘了，只好先走回餐廳坐下來休息，等比較不喘了再攪拌。光是泡一杯乳清，就要分成好幾個階段，中間要休息喘氣。

平常洗臉會在洗臉盆前先用水把臉弄濕，再塗上洗面乳，搓揉幾下後再用水沖乾淨。這天想要洗臉時稍微彎下腰把臉弄濕就很喘了，塗了洗面乳就喘不過氣，隨便沖沖水就趕緊坐下來喘氣。連刷牙也變成很大的挑戰，即使用電動牙刷，我也喘得沒辦法完成。後來我都得坐著刷牙，即使簡單刷一刷，也讓我氣喘吁吁。

由於肺臟要負責氣體的交換，吸收氧氣，排出二氧化碳。肺部發炎後，呼吸變得很困難。平常認為毫不起眼的呼吸動作，這時即使大口吸氣，想把周遭的空氣全部吸進肺裡，吸進去的氧氣，還是無法供應全身細胞所需。

我複習以前上過的生理學，會喘的原因除了肺臟、心臟疾病、貧血等，一般人運動會喘是因為肌肉收縮產生二氧化碳，血液中二氧化碳（分壓）升高，會刺激腦部和血管中的接受體，使得呼吸急促，換氣量增加，表現出來就是喘。我把手抬高或彎腰時要用到核心許多大肌肉，產生大量二氧化碳，我的肺臟無法馬上把二氧化碳排乾淨，血液中二氧化碳升高，就會覺得

喘。不過我以為是肺炎還沒恢復，過一段時間就會好了。

　　出院後，太太要我休息一個月再上班，我自認為身體很好，休息一個禮拜就可以；太太拗不過我，答應讓我一周後回去上班，但是要我準備氧氣備用。隔周星期六早上到了診間，護理師已經把氧氣鋼瓶準備好，我戴上氧氣（鼻導管）才發現用氧氣舒服多了，本來只是備用，戴上去卻離不開了。然而即使戴了氧氣，講話還是很喘，所以講很慢，每看完一位病人就要喘個幾分鐘，才能看下一位；而且門診中，有時要到隔壁房間做檢查，回來坐下更喘。雖然已經限制看診人數，還是看到快兩點，用掉三瓶氧氣。太太很心疼，隔週院長也親自來關切，交代我多保重。我可能是台灣第一個戴氧氣看門診的醫師。

　　和門診相比，手術的辛苦是另一個級別的挑戰。

　　光是走到開刀房就已經很喘了，進手術室必須扶著牆壁慢慢走，中間有時還需要停下來喘氣，到了手術室要坐下來喘好氣後才能手術；還好剛開始的手術時間都不長。後來有一位體貼的護理師想到給我用氧氣，就比較舒服。手術結束後有一位貼心的住院醫師，還用輪椅把我送出開刀房。我可能也是台灣第一個戴氧氣動手術的醫師。現在回想起來，當時驅使我這麼執著於醫療工作，應該是病人的信任託付，以及我強烈的使命感。

↔ 醫學小教室

為什麼會喘？

呼吸的調節受到化學物質接受體
（Chemoreceptor) 的影響。人體有兩種化學物
質接受體，一種在動脈，受到氧氣和二氧化碳
分壓的影響；另一種在腦部，受到二氧化碳分
壓的影響。它們的目的是維持血液中氧氣和二
氧化碳分壓的穩定，當氧氣分壓下降或二氧化
碳分壓上升，呼吸會變得急促而且深，以幫助
吸入氧氣或排出二氧化碳。除了心臟、肺臟有
問題的病人會喘，一般健康的人運動後會喘是
因為運動時肌肉收縮產生二氧化碳，化學物質
接受體偵測到二氧化碳濃度升高，呼吸就變快
變深，以幫助排出二氧化碳。

神醫

這位老兄不用看檢查，也不用聽診器聽呼吸，就可
以做出診斷，簡直是神醫！

住院時，林醫師懷疑我肺部可能也有反排斥，建議我去看
胸腔內科郭○○醫師，因為「他對肺部反排斥比較有研究」。

十天後我滿懷期待在預約的時間到郭醫師門診，這時候我走
路很喘，是太太推著我坐輪椅去的。護理師叫我進去時前面還
有一位女病人，只見郭醫師低著頭，盯著桌上一張白紙，手上
拿著筆，偶而寫幾個字。但是郭醫師從頭到尾都低著頭，沒有
看病人一眼，坐在對面的護理師則幫他打電腦。我覺得很奇怪，
有些老教授不會打電腦，叫護理師或助理打，但是郭醫師大概
中壯年，怎麼也不會打電腦？

輪到我時，護理師立刻幫郭醫師換上一張白紙。我趕緊自
我介紹：「我是血液科林建嶸醫師介紹的，我 80 年從台大畢業，
現在也是台大醫院兼任醫師。」

我想跟他拉關係，希望他對我親切一點。

他還是低著頭看著桌上的白紙，不發一語。我接著講我的病情：「我在 2018 年得到 leukemia（白血病），做了 chemotherapy（化學治療），後來復發，12 月 25 日做骨髓移植，今年一月和二月打淋巴球，四月出現 GVHD（反排斥），吃不下、拉肚子、皮膚長黑斑、手腳脫皮，八月八日才因為 PJP 出院，現在還是會喘，林醫師懷疑 lung（肺臟）可能也有 GVHD，請您幫我看一下。」

「BO!」他終於開金口了，但是還是低著頭；旁邊另一位穿便服的小姐，可能是助理，趕緊拿一張紙條寫上 BO 的全名「bronchiolitis obliterans」，叫我「自己去 google」。我之前做了一點功課，知道肺部反排斥最常見的是「bronchiolitis obliterans」，翻譯成中文是「閉鎖性支氣管炎」，我只約略知道它會造成支氣管狹窄，呼吸困難。可是我之前的肺囊蟲肺炎也會喘，現在很喘是因為肺炎的後遺症，還是閉鎖性支氣管炎？這也是林醫師叫我來看的目的。

「我有做 chest X-ray（胸部 X 光）和 CT（電腦斷層）……」我想提醒他我做過檢查，請他看一下檢查報告。

話還沒說完，他馬上把我打斷：「imaging（影像檢查）看不出來。」他還是盯著桌上的白紙，不願意看電腦裡的資料。

我不知道 BO 是否真的看不出來，但是不看病人、不看檢查，要怎麼診斷呢？影像檢查至少可以看肺炎有沒有改善，或是留下後遺症，或是有其它的問題吧，怎麼連看都不看？

　　當時已經接近下午五點了，我是最後一個病人，郭醫師說了今天最長的一段話：「做肺功能檢查；我開兩種支氣管擴張劑，一種每天用，一種救急用。你去氣喘衛教諮詢室，護理師會教你怎麼用。趕快去，她快要下班了。」這位老兄不用看檢查，也不用聽診器聽呼吸，就可以做出診斷，簡直是神醫！

　　我當時的身體狀況出門一趟很辛苦，太太載我到醫院，還要推著我坐輪椅從停車場到門診等候，他卻講不到六十個字就叫我走了。我專程來一趟，卻沒有得到答案。「肺炎好了嗎？到底有沒有肺部反排斥？如果是 BO 會好嗎？用支氣管擴張劑就會好嗎？……」因為他自始至終都盯著桌上的白紙，沒有抬頭看我一眼，可能甚至沒發現我連坐著講話都要用力喘氣。

　　雖然心中的疑惑沒有得到答案，我還是乖乖用藥，希望會逐漸好起來。除了原本出院開的 Serotide 支氣管擴張劑，又再加上郭醫師開的 Spiriva（適喘樂）噴劑；不過症狀並沒有改善，心跳每分鐘多了二十下，更不舒服，血氧反而降到 93-94%。

我只希望能好好呼吸

我隨時都在用力深呼吸喘氣！

出院一個月後，喘的症狀並沒有改善，所以太太買了一台製氧機，我本來還認為沒有必要，結果用上去就離不開了，因為如果不用就更喘。家用製氧機大約是二十吋行李箱大小，還要插電，不可能帶出去。為了出門行動方便，又添購一台行動製氧機，使用電池，約三公斤重，可以背著走。

我每天都覺得很累，本來以為是肺炎後身體還沒恢復，可是過了一個多月反而更累，整天昏昏沉沉想睡覺，幾乎都不想動；後來才知道是二氧化碳太高的關係。血氧也沒有改善，動作時，血氧掉更快。

林建嶔醫師很用心，看到一篇研究發現治療淋巴癌和慢性反排斥的 ibrutinib 在老鼠實驗會改善肺部反排斥，問我要不要試試看？可惜吃了兩個月也沒有改善。

雖然戴上氧氣，任何活動還是很喘，生活變得很痛苦，即使簡單的動作都好像做激烈運動。因為一直都要用氧氣，受限於氧氣管的長度，我的活動範圍僅限於製氧機八公尺的距離。因為餐廳在家的中心，製氧機放在餐廳，所以我大部分都坐在餐廳。想小便時走兩公尺到廁所，我已經喘不過氣了，沒辦法像以前站著小便，必須趕快坐在馬桶上；解完小便，休息一陣子比較不喘後，再走回餐廳坐下來喘氣。從馬桶站起來要用到大腿、核心等大肌肉，還要走回餐廳，就要讓我再喘五分鐘以上。只是上個廁所，來回就要花至少二十分鐘，感覺好像跑完一百公尺賽跑。

如果上廁所像跑一百公尺賽跑，那吃飯就像跑馬拉松。因為光是坐著就會喘，何況咀嚼、吞嚥都要用到肌肉。食物吞下去也有短暫時間停止呼吸，吃一小口我就要喘好幾分鐘，甚至連喝口水，都要喘一兩分鐘。以前我一頓飯大約十五分鐘就吃完，這時候因為要一直喘氣休息，雖然吃的量只有以前的一半，卻要花上兩個小時。

其實我完全沒有胃口，只是為了營養，強迫自己吃東西。雖然太太每餐都精心幫我準備軟嫩的食物，像是稀飯、魚、蛋等，讓我咀嚼比較不費力，或是去外帶我喜歡吃的美食，我卻完全

沒有食慾。每天的生活又喘又累，還要勉強吃東西，好像已經沒有力氣了卻不能休息；吃飯變成很痛苦的事，一頓飯吃完我也累垮了，只想趕快躺下來休息。

雖然食量變小，但是熱量消耗卻大幅增加！肺功能不好的病人呼吸消耗的熱量是正常人的十倍，所以都很瘦，我的體重也一直減輕。為了維持體重和營養，我開始喝以前化療時喝的營養品，它一罐有 250 大卡的熱量，大約是一碗白飯的熱量，我一天喝三罐就有 750 大卡，等於多吃了一餐，才能勉強維持一定的體重。

每天洗澡像跑五千公尺。走到淋浴間的凳子坐下來，我已經喘得動不了了，過一陣子比較不喘才能脫衣服，脫下內衣褲要喘五分鐘左右才能開始洗。與其說是洗澡，不如說是沖水；因為太喘了，沒辦法像以前一樣反覆塗抹肥皂和搓揉身體。我先用肥皂把左腳輕輕抹過一遍，就讓頭上蓮蓬頭的水沖左腳，順便喘氣休息，幾分鐘後比較不喘再換右腳；然後左手、右手、前胸、後背、臉。洗頭髮也只是把洗髮精在頭上隨便塗過一遍，就讓蓮蓬頭沖水，同時喘氣休息。這樣簡單沖洗就要花上四五十分鐘，這時我已經喘得沒辦法把身體擦乾，只能先用浴巾圍起來，到房間床上坐下來喘氣，大約過十分鐘比較不喘了

再穿衣服；衣服穿好還要喘幾分鐘才能吹頭髮，簡單吹一吹還要喘幾分鐘才能走回餐廳。這樣簡單洗澡就要花一個多小時。

如果問我每天在家裡做什麼，那就是用力深呼吸喘氣吧！

然而，比起日常生活，看門診又是更艱鉅的挑戰。

帶著氧氣的醫師

看診完回到家，我已經精疲力盡了。

生病前我一個星期看五個時段的門診，骨髓移植後，停掉夜間門診；這次肺炎後本來想先恢復三個門診，但是看了兩次門診後覺得太辛苦了，後來只看星期三、六上午兩次門診。這兩天是我最累的時候。

因為動作變得很慢，否則會更喘，而且要常常喘氣休息，所以我要提早起床，才來得及在八點半開始看門診。我早上六點起床，上完廁所，簡單吃一小塊麵包當早餐就花了一個小時。接下來換衣服也是一大工程；我沒辦法像以前一樣站著換衣服，拿了衣服要先坐下來喘幾分鐘，上衣脫下來也要喘幾分鐘才能再穿衣服；上衣穿好喘幾分鐘才能脫褲子。脫褲子要用到大腿的肌肉會更喘，所以會喘更久；褲子脫下來要喘氣休息好幾分鐘，才能把褲子套上來，休息到比較不喘才站起來把褲子拉上來穿好，然後就要趕緊再坐下來喘氣；最後穿兩隻襪子還要分

兩次才能完成。只是換個衣服又花了半個小時。

　　七點半以前我就坐在門口的椅子上喘氣休息，然後背著製氧機，吃力地走去搭電梯；下到停車場，上了車，我幾乎喘不過氣了。這時候都是太太開車載我到醫院，大約十五分鐘到了醫院，才調整好呼吸，接下來又是一個挑戰的開始。

　　婦產科門診在地下一樓，從大門進去，下手扶梯，再走到門診大約一百公尺，我需要休息兩到三次。走進大門，下手扶梯，先坐下來休息喘氣大約十分鐘；接下來往前走，順便上廁所，再坐下來喘氣。剩下約五十公尺，我有時候可以一次走完，有時候要再休息一次，短短一百公尺就要花半個小時。到了門診就可以接上護理師幫我準備的氧氣鋼瓶吸純氧，喘氣五到十分鐘後才能開始看診。

　　雖然只是看門診，但是對我來說非常辛苦，因為連坐著、講話都會喘，還要打電腦輸入病歷等，我常常需要喘氣休息，看一個病人要多花好幾倍的時間。有些病人還需要到隔壁房間做檢查，檢查完回來坐下更喘，要休息更久；雖然已經限制看診人數，還是常常看到下午一點。

　　門診當中免不了要上廁所，我戴著鼻導管，背起三公斤重的製氧機，緩慢地走出門診；因為實在太特別了，很難不引人

注意，每次都有許多坐在前面等候的病人或家屬放下手機跟我行注目禮。門診最近的廁所距離約五十公尺，我中間要休息一到兩次，來回至少要半個小時。

試管嬰兒療程的胚胎植入我就安排在門診結束後。從地下一樓的門診到三樓的生殖醫學中心要先走約兩百公尺搭電梯，到三樓還要走二十公尺才能到生殖醫學中心。我根本沒辦法，只好拜託同事推我坐著輪椅到生殖醫學中心，接著自己走幾公尺到胚胎植入室，喘氣休息五到十分鐘才能植入。植入胚胎的過程像內診，雖然是坐著，但是要用到核心很多肌肉，所以很喘；本來不到十分鐘很輕鬆就可以完成，這時候卻好像做劇烈運動，植入後我已經喘不過氣了。不過成功率絲毫不受影響，沒有辜負病人的期望；還有好幾位條件很差的病人竟然也奇蹟式的懷孕了。

忙完一天可以回家了，還要重複一次來醫院的動作；走走停停一百公尺到門口，坐上車，回到家還要從停車場走進家門，喘氣休息後再費力地把衣服換下；這樣就要花將近一個小時。接下來還要花兩個小時吃午餐，吃完我已經精疲力竭了。

太太很心疼，一直叫我不要看門診，在家好好休息。我回答她到醫院可以逼自己活動，減少肌肉萎縮，否則在家裡沒有

運動，肌肉萎縮得更厲害。但實際上我內心的想法是，光「捷可衛」一種藥一個月就要將近十五萬，還不知道要吃多久，我不出去工作遲早會坐吃山空。

太太上網搜尋各種方法，希望能改善我的肺功能。她查到擴胸運動（雙手伸直舉到胸前，向外向後伸展，同時吸氣）可以幫助打開胸腔吸進更多空氣，就鼓勵我多做。有一天家人帶我到供奉祖先牌位的妙侊寺拜拜，有一位師父可能是看到我用製氧機，過來跟我講話，也叫我多做擴胸運動。原來她得到肺癌，醫生說只能活六個月，可是她每天唸阿彌陀佛，做擴胸運動，現在三年過去還活得好好的。奇怪的是，這位師父以前沒看過，後來也沒碰過，我猜想可能是神明派她來鼓勵我不要放棄。

過去一年我們常到陽明山二子坪，因為那裡空氣好，即使夏天也不會很熱，太太想帶我去山上，看看好空氣會不會對肺比較好。可是從停車場走到二子坪要三十分鐘，我不可能走到，退而求其次就到陽明山第二停車場旁邊的杜鵑茶花園。說也奇怪，我在花園竟然可以拿掉氧氣走幾公尺，這讓我們相信山上的好空氣真的對肺有幫助；雖然出門一趟很辛苦，但是後來我們又去了好幾次。

郭醫師開的支氣管擴張劑用了一個多月症狀並沒有改善，我決定去看我的大學同學—台大醫院胸腔內科鄭之勛教授，我相信他的肺臟疾病專業，何況又是同學，一定會仔細幫我看。

鄭教授仔細看了住院中的檢查和最近的 X 光，認為現在沒有肺炎了，但是兩邊上肺葉塌陷，應該是上次肺炎留下來的，不過上葉對肺功能的影響很小。他也注意到我住院中的二氧化碳過高，叫我吐氣盡量久一點，吐乾淨；因為肺就像一顆球，把裡面的氣吐乾淨才能吸進新鮮空氣，如果沒有吐乾淨二氧化碳就會累積在肺裡，新鮮空氣或氧氣就不容易進去。

回家後照鄭教授的指示呼吸，但是還是很喘。一個月後再回去看鄭教授，X 光看起來肺炎好了，本來塌陷的上肺葉現在也打開了，還會喘應該是有肺部反排斥。肺功能檢查的肺活量只有 1800 毫升（正常男性約 3500-4000，我在一年前測是 5450，現在只剩三分之一），是造成喘的原因；一方面可能是肌耐力不夠，一方面可能是支氣管狹窄或阻塞，叫我持續用支氣管擴張劑，做呼吸訓練。

如果是我以前的習慣，一定會上網查醫學文獻，了解肺部反排斥的診斷、治療、預後等，可是我這時候光是坐著就會喘，因為維持坐姿要用到許多核心的肌肉，拿著手機更喘，更不用

說滑手機；即使坐著看電腦不到十分鐘就喘得受不了，所以一直都沒有查資料。直到肺臟移植半年多後，體力比較好了，查資料才知道肺部反排斥最常見的 BO（Bronchiolitis Oliterans，閉鎖性支氣管炎）是不可逆的，支氣管會越來越狹窄，造成呼吸困難，治療效果有限，最後要做肺臟移植。

呼吸困難還有一個問題：大小便失禁。有一次門診當中出去上廁所，途中要休息喘氣時，突然覺得快憋不住了，趕緊努力走到廁所，不過還是忍不住滲了一點小便出來。我想應該是喘氣時因為用力腹式呼吸，腹壓太大，才會控制不住。類似的情形也在家裡發生過，此後我稍微有點尿意就去上廁所，不敢等到膀胱很脹。

還有一次門診當中出去上廁所，走到一半突然有便意，坐下來喘氣時便意感卻越來越強烈，趕緊起來大步走向廁所；還好坐式馬桶有空，雖然已經喘不過氣，我還是趕快努力把製氧機拿下來放在地上，醫師服掛好，褲子脫下來，正要脫內褲時已經來不及了，大便就突然宣洩而下。我坐在馬桶上喘氣，思考如何處理。等到喘好氣後，我慢慢彎下腰把鞋子脫掉，喘氣休息；接著把長褲脫下來，喘氣休息；再小心翼翼地把沾滿大

便的內褲脫掉，還要注意不要沾到腳和襪子。喘好氣後，穿上褲子和鞋子，喘氣休息後再慢慢走回門診。這時候已經過了一個小時，門診護理師還以為我發生什麼事。

　　同樣的情形還發生在一次和家人出去吃飯時。從此我出門就穿上紙尿褲，以避免悲劇再度發生；不過後來我也沒有再出去吃飯了。

肋骨骨折

厲害的咳嗽，竟然造成肋骨反覆骨折！

除了容易喘，「乾咳」是閉鎖性支氣管炎的另一個症狀。

我開始出現厲害的咳嗽，換了三種止咳藥，甚至還嘗試同時吃兩種，卻都沒有任何作用。觀察了好幾個禮拜，發現：喘、坐姿和睡覺會引起咳嗽。常常很喘的時後就咳嗽，而咳嗽時會一直吐氣，所以更喘，形成惡性循環。許多椅子，包括餐桌椅、沙發和車上的椅子椅背向後傾斜就容易咳嗽，而且頭部沒有支撐，坐著很費力，也會喘；後來發現書房的辦公椅椅背是垂直的，坐著就不會咳嗽，而且椅背很高，可以支撐到頭部，坐著比較輕鬆；後來我就都坐辦公椅。

睡覺本來應該是最舒服的時候，開始咳嗽後，卻是痛苦的開始；因為躺下去就開始咳。以前睡覺都是平躺，這時候反而平躺咳得最厲害，整個晚上翻來翻去。試過左側躺、右側躺或

是用三角床頭枕把上半身墊高都沒有用，我又累又睏又喘，卻一直咳嗽無法入睡，漫漫長夜只有咳嗽聲和製氧機的隆隆聲陪伴我，太太也被我吵得沒辦法睡覺。摸索了幾個月，終於發現深度左側躺（左側躺幾乎要趴下去）就不會咳嗽，從此我睡覺就都維持這個姿勢，不過因為一直壓迫左邊肩膀，一段時間後左肩膀就很痛。

有一天突然左邊胸前一陣劇痛，深呼吸就更痛，我猜應該是肋骨骨折。以前實習時聽說有人咳到肋骨骨折，想不到竟然發生在我身上。肋骨骨折通常兩到三個月會好，不需要手術；但是咳嗽會震動到肋骨就會很痛。我把護腰穿在胸部減少震動，就比較不痛。類似的情況不斷發生，左邊、右邊、側面、後面都有，有時候舊的還沒好新的又來。五個月後有一次照電腦斷層，果然看到肋骨有多處舊的骨折。

永不放棄

就算只有一絲希望，我也要拚盡全力。

　　女兒一直叫我去她常去的健身房上課，因為她的教練對物理治療和呼吸訓練有研究，也許能改善我的呼吸狀況。我本來不願意，因為光是出門到健身房就是浩大的工程，何況還要運動。到了十一月底，因為呼吸狀況一直沒有起色，我決定去試試看。

　　第一次去健身房因為不熟悉，擔心有突發狀況，所以全家總動員。因為健身房所在的大樓前面停滿了車，沒辦法臨停，太太讓我在巷口先下車後去停車，兩個孩子陪我先上健身房。為了減少體力負荷，製氧機放在一個附有折疊椅的購物車裡，我就拉著購物車走。巷口離健身房所在的大樓大約二十公尺，可是我走不到十公尺就喘不過氣了，沒辦法再走，只好趕快坐在折疊椅上喘氣休息，比較不喘再繼續走，走到大樓前我又要坐下來喘氣。走進大樓還要上兩個階梯才能搭電梯，上階梯更吃力，等待電梯下來時我又得坐下來喘氣。健身房在十樓，進

了電梯我又要坐下來休息；走出電梯後趕緊坐在梯廳的椅子上，喘氣休息好幾分鐘才能走進健身房；從下車到進健身房就花了半小時。

我拉著購物車，戴著鼻導管，氣喘吁吁的緩步走進健身房。我可能是第一個戴氧氣上健身房的人，所有的教練和來賓都跟我行注目禮，他們一定很好奇：「這個人應該躺在床上休息，來健身房做什麼？」我已經習慣旁人好奇的眼光，待會他們看到我在運動應該更驚訝。

教練事先已經了解我的狀況，因此他安排的訓練，目的是強化呼吸有關的肌肉以及呼吸技巧。第一堂課主要是教我腹式呼吸，這是最有效的呼吸方式；小時候上音樂課就聽過腹式呼吸，但是一直不知道正確的做法。教練教我正確的腹式呼吸方法，以及如何誘發腹部肌肉用力，對我幫助很大。回家練習一陣子後終於學會了，從此我呼吸都用腹式呼吸，尤其對我肺臟移植後的復健運動幫助很大。此後我因為缺乏活動，全身肌肉逐漸萎縮，唯一變強壯的是腹部肌肉，因為一直在做腹式呼吸。

此後我每個禮拜都去健身房上一個小時的課；雖然出門一趟很辛苦，來回要花三個小時，而且上課有一半的時間在喘氣休息，可是我還是每個禮拜去上課，因為我相信對肺功能有幫助，而且這似乎是我唯一的希望。

製氧機也是機器，也可能會故障，但是我們沒想過會發生。有一次在健身房上課時，製氧機突然停止運轉，重新按開關也沒用；我越來越喘，血氧在幾分鐘內就掉到 76%。不過我還是很冷靜的請女兒打 119 ，請他們送氧氣過來。大家都很緊張，可是也不知道怎麼辦，我只能努力做腹式呼吸。

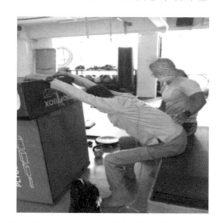

（帶著製氧機上健身房，左腳旁邊是製氧機）

　　救護車很快就到了，救護員趕緊讓我吸他們帶來的氧氣鋼瓶，同時幫我測血氧，竟然只有四十幾！連救護員都不敢相信。不過吸了純氧後，血氧很快就上來到 98%，等到製氧機廠商的業務員帶了一台製氧機借我用，危機才解除。後來太太就買了一個氧氣鋼瓶放在車上備用，以免發生意外。

　　2021 年一月回去看鄭之勛教授門診時，X 光看起來正常，沒有肺炎或留下的後遺症，但是肺功能檢查的肺活量只有 1370 毫升，比兩個月前的 1800 更低。我很擔心，藥物看起來沒有效，如果支氣管越來越窄怎麼辦？

復健小教室

1. 腹式呼吸

一般人常用的胸式呼吸是利用胸部肌肉收縮造成胸腔變化，讓氣體進出肺臟；腹式呼吸則是運用腹部肌肉，讓橫膈膜做更大的起伏，增加胸腔的變化，進出肺臟的氣體就會更多。剛開始可以先從躺著或坐著練習，站著做腹式呼吸需要腹部肌肉很有力。

2. 如何增加呼吸效率

(1) 腹式呼吸；

(2) 呼吸深且慢，吐氣吐乾淨：可以增加肺泡通氣量，幫助排氣；

(3) 噘嘴吐氣：減少支氣管塌陷，幫助把氣吐乾淨。

另外，動作盡量慢可以減少氧氣消耗，比較不會喘；喘氣時閉起眼睛，專注在呼吸，恢復比較快。

生不如死

這種生活的痛苦程度遠遠超過化學治療，我甚至
想過要自我了斷。

我的生活毫無品質可言！活動範圍離不開製氧機，更不用
說出門；我好像行屍走肉，腦袋昏昏沉沉，整天都在用力喘氣；
做任何動作都很喘，幾乎沒辦法休息，連吃飯都變成很痛苦的
事，睡覺也不能好好睡。痛苦程度遠遠超過之前做化學治療，
更何況化療的副作用兩三個禮拜就過去了，肺部反排斥不但不
會好，反而越來越嚴重，似乎看不到盡頭。

怎麼形容這種生活呢？

生・不・如・死！

我甚至想過要自我了斷。可是為了我的家人，尤其是我摯
愛的妻子，我要努力活下去。

到了二月，我走路的距離越來越短，走幾步就要坐下來喘
氣休息。為了讓我能夠出門，太太決定買個輪椅。不過市面上

常見的輪椅太大了，很難放進一般車子的後行李廂，而且很重，她一個人抬不上去。後來她找到日本 Swany 的輪椅，摺疊後號稱是全世界最小的，很容易放進車子的行李廂，而且只有 12.3 公斤，她可以自己抬上車。我很感激她的用心，同時也很感慨：太太已經決定要推著我一輩子坐輪椅。

　　二月以後，我出門都坐輪椅，到醫院看門診也是。我已經沒辦法走到地下室的停車場，也沒辦法從醫院門口走到診間，光是上下輪椅就很喘。坐車前就要坐輪椅到停車場，到了醫院也要坐輪椅到診間。太太一直叫我不要去醫院，在家裡好好休息，但是我堅持要去上班；我放不下我的病人，也不想成為家人的負擔，至少要賺點醫藥費。

腎上腺素發威

製氧機沒電了！

　　陽明山第二停車場旁邊的杜鵑茶花園是我永遠忘不了的地方，這裡不像前山公園那麼漂亮，所以人潮不多，但是對我有特殊意義。

　　有一次太太帶我來這裡呼吸好空氣，這時候停車場到下面公園的斜坡道剛做好，所以她可以推著我坐輪椅下去公園。走著走著，沒注意到製氧機沒電了，自動關機。因為備用電池和氧氣鋼瓶都放在車上，太太很緊張，想要趕快推我回去車上。這時我們離斜坡道大約七八十公尺，斜坡道約三十度，比一般的無障礙坡道陡很多，而且長度有十公尺；上去離車子還有約一百公尺。太太才四十幾公斤，我這時大約六十公斤，加上輪椅和製氧機約 75 公斤，太太推到斜坡道已經很喘了，看到又陡又長的斜坡道，我很擔心她能不能把我推上去。

　　上去斜坡道約三分之二時，太太已經推不動了，停下來喘氣，還要用力阻止輪椅後退滑下去。我很想幫忙，可是我已經喘得動不了了，旁邊又沒有別人可以幫忙。正在束手無策時，應該是對我的愛刺激腎上腺素分泌，太太不知道哪來的力氣，突然大叫一聲就把我推上路面了，稍微喘口氣，就快步把我推到車上。這時我已經臉色蒼白，感覺快窒息了，太太趕緊拿氧氣鋼瓶給我吸純氧，可是我吸了幾口還是沒有氧氣，還以為是鋼瓶有問題，原來太太本來是要把流量調到 5 (L/min)，卻看錯調到 0.5；後來調到 3 就有氧氣出來，過一陣子就不喘了。太太應該是太緊張了，而且之前沒用過，才把 0.5 看成是 5。我深深感受到太太對我的愛，也深感愧疚。

　　家用製氧機也會有突發狀況導致沒有氧氣。例如：潮濕瓶沒關緊或沒水、氧氣管折到或鬆脫，甚至突然停電……這些都需要太太處理。除了在家裡準備一個大型 10 公升和兩個 1.5 公升攜帶型氧氣鋼瓶備用，太太除非不得已，不然都不出門，完全沒有休閒娛樂；如果要出去，至少留一個孩子陪我，以應付突發狀況發生，家人的生活步調完全被我打亂。

二氧化碳愈來愈高

支氣管狹窄導致氧氣進不來，二氧化碳也出不去。

二月去看鄭之勛教授門診時發現血液（靜脈血）二氧化碳分壓高達 90 mmHg（正常是 40-50 mmHg），大約是正常的兩倍。鄭教授建議我使用 BiPAP 呼吸器（雙向正壓呼吸器）。BiPAP 呼吸器要用一個氧氣面罩，吸氣和呼氣時都會給壓力，除了可以增加氧氣供應，也可以幫助二氧化碳排出；不過他聽到我上次住院中使用 BiPAP 呼吸器有皮下氣腫就猶豫了，就叫我先改變呼吸方式，吐氣儘量吐乾淨，希望能把二氧化碳降下來。我回家想想還是很擔心，我每天都照教練教的做腹式呼吸，吐氣也都很長，可是二氧化碳還是很高，光靠調整呼吸和支氣管擴張劑好像沒有用，應該是肺部反排斥造成支氣管狹窄，影響二氧化碳排出。現在腎臟還能代償，維持血液的 pH 值（酸鹼度）在中性，如果二氧化碳越來越高，血液越來越酸，會不會有一天超過腎臟的負荷？

　　三月初我和我的老同事—新光醫院胸腔內科林嘉謨主任聯絡，請教他的意見。林主任也認為應該用 BiPAP，但是要先幫我安排電腦斷層及肺功能檢查。電腦斷層看到肋骨和胸椎有多處舊的骨折，可能是之前咳得太厲害造成；肺部看到支氣管狹窄，可能是閉鎖性支氣管炎（bronchiolitis obliterans）。肺功能檢查顯示支氣管阻塞，肺活量只剩 860 毫升，比兩個月前的 1370 更低，也只有我正常時的 15%。支氣管的直徑和阻力的四次方成反比，假設支氣管阻塞到直徑剩 1/2，阻力不是兩倍而是 16 倍，導致氧氣進不來，二氧化碳也出不去。另外，評估肺泡交換氣體功能的指標 DLCO 不到正常的十分之一。我嚇了一大跳，肺功能怎麼變那麼差，還有可能會好嗎？

　　林主任幫我安排使用 BiPAP 呼吸器，我提醒他之前在台大曾經造成皮下氣腫；他安慰我：「你放心，我都會在旁邊看。」通常呼吸器的設定都是由呼吸治療師操作，但是林主任似乎也很熟悉；呼吸治療師幫我在胸前皮膚貼上測量二氧化碳濃度的儀器，林主任則根據二氧化碳濃度調整 BiPAP 的設定；花了一個下午的時間，找到適合的參數，然後就連絡廠商租一台 BiPAP 在家裡使用。這一台 BiPAP 體積很小，廠商建議我們放床頭，睡覺時使用。

告別

我可能活不了多久了。

　　三天後，早上照慣例去台大醫院抽血。結果出來後，血液科林建嶔醫師就跟我聯絡；我的血液二氧化碳分壓高達 128 mmHg，是正常的三倍，而且 pH 值是 7.259（正常是 7.35-7.45），已經是酸性。我的心情跌到谷底，我大概活不了多久了，我要怎麼跟家人講？

　　一會兒太太和兒子買午餐回來，女兒也在家，我請大家來餐廳聽我講話。

　　「剛才林醫師 Line 給我抽血結果，二氧化碳 128，比上次更高，BiPAP 看起來沒有用，而且血液已經變酸性，接下來全身器官都會受損，尤其是心臟，我可能活不了多久了。」

　　全家陷入一片寧靜，似乎不敢相信，反應不過來。

　　我先對兩個孩子說：「謝謝你們來當我的孩子，給我許多美好的回憶。如果我不在了，要好好照顧媽媽，多陪陪她。」

　　我接著對太太說：「很抱歉不能陪伴妳一輩子。謝謝妳這幾年照顧我，可是我已經變成妳的負擔，妳總不可能一輩子推著我坐輪椅……」我想不出來還要說什麼。

　　一向正向陽光的太太情緒突然崩潰，再也控制不了，哭坐在地上，歇斯底里地大喊：「我可以！我可以！我可以幫你推輪椅！我可以一直照顧你……」

　　我聽了心裡更難過，太太犧牲一切，無怨無悔地照顧我，希望我會好起來，可是我要讓她失望了。我深愛我的家人，尤其是太太；家人是我的全世界，我也捨不得離開他們，可是我已經變成他們的累贅，我不在了，也許對家人是一個解脫。

不肯放棄的「家人」

林主任不肯放棄：「再給我一天試試看。」

　　隔天大家心情沉澱後，我和太太討論後事，連禮儀公司都找好了。我想像死前可能的樣子，現在已經很喘了，將來會更喘，是否最後會像吸不到空氣，然後慢慢死掉⋯⋯這種死法太痛苦了。我記得以前看過幾位癌症末期的病人，癌細胞轉移到肺臟造成呼吸困難，後來給嗎啡就比較舒服。

　　我打電話給林嘉謨主任，請教他後續的治療。林主任很驚訝BiPAP 沒有用，也很熱心幫我安排住院，換另一家廠商的 BiPAP呼吸器。

　　這個廠牌的 BiPAP 呼吸器體積比較大，可能效果也比較好。

　　我住院的消息很快就傳到院長室，院長交代高尚志副院長，也是胸腔內科的權威，召集相關科別主任召開討論會，討論治療策略。討論會還邀請我的家人參加，結論是：我應該接受肺臟移植。

　　醫護人員對我都很好，但是雖然換了另一家的 BiPAP，我的二氧化碳始終在一百二十幾。有一天一位游醫師來看我，要和家人討論安寧照護的事。我問他什麼時候會進入安寧照護，他竟然一派輕鬆的說；「你現在就是在安寧照護。」我以為討論安寧照護會很嚴肅、很沉重，他可能看多了，或是要表示親切，竟然還帶著淺淺的笑容。隔天還有三位按摩師來幫我做精油按摩，原來這是臨終病人特有的福利。

　　BiPAP 用了三天，二氧化碳始終居高不下，我已經絕望了，跟護理師說我想回家；我想回到熟悉的家，在全家人的陪伴下離開。

　　可是林主任不肯放棄：「再給我一天試試看，如果還是降不下來，明天再回家。」終於在第四天二氧化碳降到八、九十。雖然還是很高，不過血液酸鹼度回到中性了，算是暫時脫離險境。隔天林主任就讓我出院，跟廠商租用 BiPAP 回家。我也開始請長假。

　　為了避免二氧化碳太高，回家後我二十四小時都用 BiPAP。這一台 BiPAP 呼吸器比較大，放在一部推車上，所以移動時要推著推車，不像以前用鼻導管時移動那麼方便，而且臉上要

套著蓋住鼻子或口鼻的氧氣面罩，不太舒服；不過呼吸比較不費力，也不會那麼容易咳嗽，終於可以好好睡覺。另外這一台 BiPAP 呼吸器需要 7 L/min 以上的氧氣，家用製氧機最高只能提供 4.5 L/min，所以要再租一台製氧機。兩台製氧機加上 BiPAP 呼吸器整天運轉讓用電量大增，太太看到電費收據還以為是弄錯了，原來是這些機器很耗電。

肺臟移植是最後一線希望

林醫師強烈建議我做肺臟移植，否則活不過半年。

　　隔週太太代替我去林建嶔醫師門診拿藥，林醫師強烈建議我做肺臟移植，否則活不過半年。林醫師在前一年十月第一次跟我提到肺臟移植，那時我覺得很奇怪，我出院後做擴胸運動才一個多月，怎麼就叫我做肺臟移植？一個月後，林醫師再次建議我做肺臟移植，當時我還相信上天會眷顧我，我可以脫離氧氣；而且印象中肺臟移植的成功率不高，所以我回覆他：「我相信我可以脫離氧氣，即使將來無法脫離氧氣，我也不願意冒險做肺臟移植。」可是現在看起來我是不可能離開氧氣了，而且二氧化碳累積已經危及生命，接受肺臟移植可能還有一線希望。

　　林醫師事先已經和胸腔外科徐紹勛主任討論過我的情況，徐主任也認為我的情況應該做肺臟移植。林醫師很熱心，還幫我掛了徐主任的門診。因為我出門很辛苦，當天是太太和女兒

替我去看門診。徐主任已經知道我的病情,第一句話就問:「你們為什麼想做肺臟移植?」太太回答因為肺部反排斥導致肺功能惡化,生活很痛苦,只有做肺臟移植才可能活下去。接著徐主任提到成功率、手術費用、移植後的復健運動很辛苦等,然後很有耐心地回答太太的問題。

原來台大醫院的肺臟移植成功率是全國最高的,超過九成,而且兩年的存活率有八成!我的印象應該是早期的時候,現在台大醫院在徐紹勛主任的領導下,成功率已經大幅提高;因此我決定接受肺臟移植手術。

移植手術前要先住院做詳細的移植前評估,再送健保署審查。檢查的內容跟之前骨髓移植前差不多,除了例行的抽血、心電圖和 X 光,還包括心臟超音波、腹部超音波、電腦斷層等,等於是全身健康檢查;還要照會精神科、泌尿科等各科會診。本來還要做胃鏡和大腸鏡,但是我要用氧氣,麻醉科醫師不敢做無痛麻醉,我也不確定我不麻醉能不能忍受,後來就自費做磁振造影(MRI)代替。肺臟移植受贈者有條件限制,癌症病人必須五年沒有復發,還好白血病只要兩年沒有復發就可以,不然我不可能撐到五年。

　　通過健保署審查後，我就列入肺臟移植等候名單，接下來就是耐心等待合適的捐贈者出現。

　　器官的分配依照「器官移植作業準則」有一定順序。等候的病人依照嚴重程度分為三種等級：1A、1B、2，等級 1A 最優先；我使用 BiPAP 屬於 1A 級。肺臟移植最重要的是血型要「相容」，A 型最快，聽說平均約六個月，O 型最久。我的血型本來是 B 型，接受兒子的骨髓幹細胞移植後，血型就變成跟兒子相同的 A 型，所以我們都期待六個月內可以等到肺臟。

　　從準備接受肺臟移植開始，太太每天都上器官捐贈移植登錄中心網站看肺臟移植人數的變化。看了才知道，肺臟比我們想像的更難等；所有器官移植中，肺臟是最難等的，因為病情危急的病人幾乎都會使用呼吸器，很容易併發肺炎或肺臟衰竭，即使病人想捐出器官，肺臟不一定能用。以 2020 年為例，國內的肺臟移植只有 23 例，還比心臟的 79 例、肝臟的 107 例低，最多的腎臟移植則有 245 例。美國等待肺臟移植的人只有三分之一等到肺臟，台灣應該更少，台灣每年有大約一千人等不到器官移植而去世；我的肺功能一直在惡化，不知道能不能等到移植的那一天。

我從上次三月住院中就請長假了，不再去醫院工作；我也沒辦法再上健身課，每天都睡到八點左右起床。用 BiPAP 呼吸比較不費力，每一天睡覺時是我最舒服的時候，幾乎忘了我的肺臟有問題；不過醒來就回到現實，一起床就開始喘，做任何動作，連吃飯、講話都要喘氣休息。我的活動範圍只能圍繞在製氧機的八公尺內，而且多了一台 BiPAP 呼吸器，移動時要推著推車。因為走路會很喘，所以除非必要都不起來走動。以前上下班都走路，在醫院也常在各單位走動，一天會走八千到一萬步，這時候一天只走不到三百步。缺乏活動導致肌耐力退化，而肌耐力退化使得活動更喘，形成惡性循環。加上肺部反排斥持續進行，肺功能持續惡化，漸漸地我走路的距離越來越短，後來甚至連從椅子上站起來就很喘。我也沒辦法自己洗澡，都是太太幫我洗；甚至連坐著讓太太幫我洗都很喘。

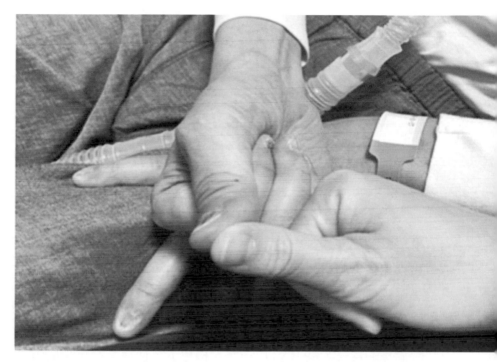

（我答應女兒：「為了你們，我會努力活下去！」隱約可見剝落、龜裂的指甲。）

◎ 附註：

器官移植作業準則

器官捐贈移植登錄中心 https：//www.torsc.org.tw/

遙遙無期的等待

等待移植的過程不僅漫長，還有許多波折和變數。

這時候新冠肺炎（COVID-19）開始升溫，家人很早就去打疫苗；我因為出門很不方便，所以沒有打。家人很怕傳染給我，幾乎都不出門；如果不得已要出門，就戴 N95 口罩，回家就把衣服換掉，把手洗乾淨。五月因為疫情升溫啟動三級警戒，各醫院無法舉辦器官捐贈宣導活動，也暫停跨院器官移植（A 醫院勸募的器官，供 B 醫院的病人移植），使得肺臟移植的人數有兩個多月都沒有增加，讓家人都很焦急。根據器官捐贈移植登錄中心後來的資料，2021 年是近年器官捐增人數最少的，這一年有超過一千位病人因為等不到器官移植而離世。

每天早上醒來就期待這一天會有肺臟。太太二十四小時守著電話，深怕遺漏掉通知移植的電話。七月底有一天下午，突然接到台大醫院移植小組的電話，告知有肺臟，問我要不要移植；但是病人有 B 型肝炎，有抽菸，血氧不好。我之前不知道還會

要我決定要不要肺臟，當下沒辦法做決定，想問徐主任的意見，不過對方告訴我徐主任沒有意見，要我自己做決定。我要求考慮一下，請她十分鐘後再打來。我也是 B 肝帶原者，所以 B 型肝炎沒關係；但是抽菸抽多少、抽多久不知道，對肺臟造成多少傷害也不知道，會不會將來得肺癌？血氧不好代表什麼？是病人狀況不好？還是肺功能不好？這兩個因素不確定，萬一植入的肺不好也是死路一條。最後我決定放棄。

我這才想到移植的肺不一定都很健康，如果移植肺的狀況不好，當然會影響移植的結果。我上網搜尋文獻，才知道肺臟捐贈的條件除了年齡（小於 60 歲）、沒有抽菸、胸部 X 光正常，還要看動脈分壓（PaO2/FiO2），至少要 350 以上，如果小於 300，代表肺臟交換氣體的功能很差，表示這個肺臟不好，也不適合移植。

因為我動作越來越喘，還要用 BiPAP 呼吸器，出門更困難；門診或是拿藥都是請太太替我去，但是如果要抽血就一定要去醫院，例如：等待移植期間，每三個月要抽血做為捐贈者出現時組織抗原配對和交叉試驗之用。去醫院是一項大工程，必須全家出動；不只是因為我要坐輪椅，行動製氧機無法維持 BiPAP 所需的氧氣流量，必須用氧氣鋼瓶。氧氣鋼瓶最高能輸出 10 L/

min，只能用三十分鐘，所以要準備三個氧氣鋼瓶，開車到醫院就用掉一瓶，在醫院用掉第二瓶，回家又要用掉一瓶。到醫院後，兒子去停車，我坐在輪椅上抱著 BiPAP 呼吸器，太太推著我坐輪椅；除了 66 公斤的我、BiPAP 呼吸器、八公斤的氧氣鋼瓶，再加上輪椅將近九十公斤。女兒則幫忙背另一個備用的氧氣鋼瓶，如果女兒不在，太太除了推輪椅，還要再背一個八公斤的氧氣鋼瓶，結束後還要去氣體行灌氧氣，非常辛苦。

這段期間在 Netflix 看了描述偉大物理學家霍金（Stephen Hawking）生平的電影「愛的萬物論」（Theory of Everything）；霍金在二十一歲，就讀劍橋大學研究所時被診斷出先天的肌肉萎縮症（俗稱漸凍人症），醫師估計只能活兩年；雖然身體逐漸癱瘓，甚至無法說話，但他在七十六歲去世前的幾十年間仍然完成許多偉大的研究和著作。他也鼓勵人們不要放棄，不論生活多艱難，一定會有出路；只要活著，就有希望（While there's life, there is hope.）。這部電影給我很大的鼓勵，霍金生活的痛苦程度不亞於我，可是他卻活出精彩的幾十年，而我只要再堅持幾個月就能夠恢復健康，更不應該輕言放棄。

可能是支氣管更狹窄，我不但更喘，咳嗽也更厲害，尤其是十月中以後，最多曾經同時有三處肋骨骨折。有一次胸椎很痛，我猜可能是胸椎發生粉碎性骨折。我出現嚴重反排斥以後就一

直吃類固醇，又缺乏運動，沒有曬太陽，這些都是骨質疏鬆的危險因子。因為很喘，背部肌肉沒力，所以坐著身體就自然駝背，壓迫胸椎，咳嗽厲害時就造成粉碎性骨折。

十月底有一天傍晚，再次接到移植小組的電話，告知有移植機會；捐贈者在他院，我是第二順位，叫我等四小時組織抗原配對的結果，如果第一順位的配對不合就會輪到我。全家都很緊張，我也祈禱能夠得到肺臟。不過四小時後說要再一個小時，五個多小時後又說要等到明天早上五六點，如果接到電話再到醫院。整個晚上我們都睡不著，想像各種可能性，也在心裡模擬準備移植的工作。可惜隔天到六點多都沒有電話。後來聽說是捐贈者的狀況不好，沒有移植。

十一月中旬有一天回徐教授門診，除了量我的胸圍，問我是否可以接受 B 肝和 C 肝的捐贈者；因為現在 C 型肝炎吃藥九成可以治癒，如果可以接受，捐贈者比較容易得到。我以前以為 C 型肝炎的器官不能用，既然現在治療效果這麼好，而且我已經超過平均六個月的等待時間，每天生活都很痛苦，因此同意接受。這天也得知兩天前有一個 A 型肺臟移植，但是我的抗體太高，不能移植，就給下一順位的病人。這是我第三次錯失移植的機會。原來等待移植的過程不僅漫長，還有這麼多波折和變數。

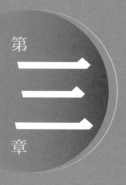

第
三
章

Game 7：
與死神的終局之戰

我的肺臟已經沒有功能，
與死神的距離更近了。

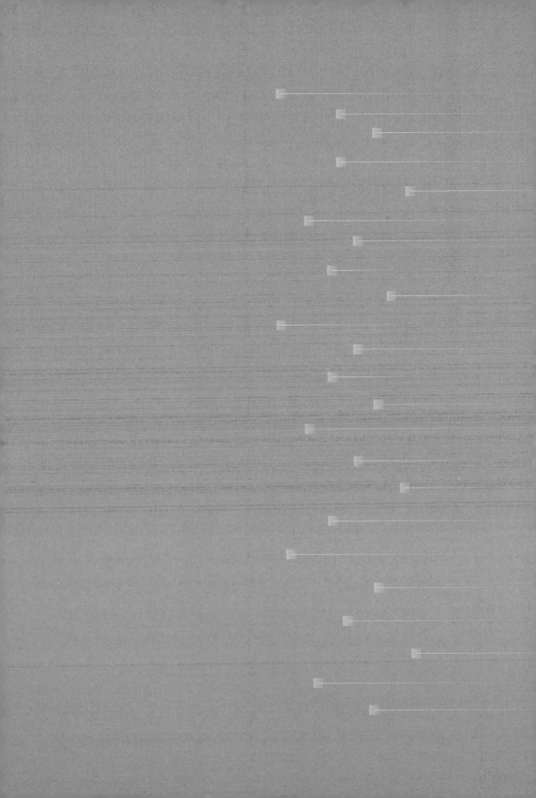

呼吸衰竭

我覺得快窒息了，臉色愈來愈蒼白，血氧掉到 70%。

氧氣用了 15 個月，包括 9 個月用 BiPAP 呼吸器，我的肺臟已經無法支撐我的身體。

2021 年 12 月 3 日，晚上八點吃完晚飯後，我像平常一樣，從餐廳走大約兩公尺到客廳的按摩椅上坐下來休息。因為吃完飯都會很喘，我通常要坐個十分鐘左右才會慢慢恢復。可是這一天，我不但沒有恢復，反而越來越喘，一量血氧，才發現血氧掉到 86%，心跳則高到一百四十幾。

起初我以為是 BiPAP 故障，請太太把 BiPAP 關掉，直接吸鼻導管接上製氧機，沒想到血氧持續掉到 80%。我們都很緊張，因為血氧從來沒有這麼低。太太趕緊拿氧氣鋼瓶給我直接吸純氧，但是即使直接吸純氧，血氧仍舊上不來；我感覺吸不到氧氣，血氧上上下下，但最高也沒有超過 85%。

　　我覺得快窒息了，眼睛睜不開，臉色愈來愈蒼白，甚至變成沒有血色的慘白，血氧持續掉到 73-70％。

　　這短短不到三分鐘的變化讓家人都慌了手腳，但也很冷靜的打 119 叫救護車，快速準備好要去急診的東西。

　　由於馬路斜對面就是消防局，救護車很快就到了。因為我在台大醫院排肺臟移植，太太要求送到台大醫院，但是救護員堅持台大太遠了，要送到最近的新光醫院。

　　救護員抬我上推床後，我就失去意識了。

　　太太在路上就聯絡胸腔內科林嘉謨主任。當時已經晚上八點半了，林主任很熱心，一接到消息，就立刻打電話給急診同仁告知我的情況，並且交待如何處理。

　　到達急診後，急診同仁就給我戴上氧氣面罩，並且做抽血等相關檢查，準備緊急插管。轉到加護病房已經是晚上十一點半，林主任已經在護理站看檢查報告。太太告訴林主任我之前就已經交待，如果需要插管的話，要做氣切（氣管切開）手術，所以聯絡胸腔外科張益誠主任安排氣切。

　　肺部反排斥造成肺臟傷害，肺功能持續惡化、體內累積過多的二氧化碳會造成血液變酸，也可能感染導致肺炎⋯⋯在等

待移植的過程中，可能有一天會需要插管接呼吸器，也有可能等不到移植的那一天。很多人會忌諱討論死亡議題，但是我認為這個議題應該事先就要討論，不該在意外來臨、生死交關的緊急時刻，把責任丟給家人承擔。所以我在等待移植的過程中，已經交代家人：如果有一天需要插管的話，我希望做氣切手術，因為插管會把管子插在嘴巴裡很不舒服；萬一病情惡化，又等不到肺臟，就放手讓我走。

從呼吸衰竭到醫院急診的這短短半小時，每一分每一秒都是決定生死的關鍵，只要一個環節延誤，就可能造成缺氧、腦死、心跳停止⋯⋯就不會有今天分享故事的我。

我完全不記得發生什麼事，等我恢復意識，我已經躺在加護病房。太太告訴我已經做完氣切，接上呼吸器，所以沒辦法講話。身上還有許多管子：頸部有中央靜脈導管（CVC, Central venous catheter）、手上有動脈針、鼻子有鼻胃管（因為怕嗆到，不能吃東西，都是液體食物從鼻胃管送到胃裡）、胸前有五條心電圖導線、下面還接著尿管。

接上呼吸器以後就不會喘了，血氧也上來了，不一會兒迷迷糊糊又睡著了。

　　因為插管和氣切會很不舒服，剛接呼吸器的病人通常會給鎮靜劑避免病人躁動，而鎮靜劑又會造成幻覺等副作用。我發現我的病床就放在戶外的走道上，同事下班經過還會跟我打招呼；有時候還到醫院外面辦事情……和做夢不同的是，夢的記憶都很模糊，但是這些記憶都很清晰，還像連續劇有連續性，我想應該是幻覺。於是我被綁上四條約束帶，把雙手雙腳都固定住，避免我在迷糊中把管線扯掉；整個人動彈不得，很不舒服。

我像個廢人

我像個廢人，日常生活都需要家人幫忙。

在加護病房觀察一星期後，狀況比較穩定了，就把我轉到一般病房。原本以為轉到一般病房會比較輕鬆，但是剛好相反，其它的考驗接踵而至。因為不像加護病房的護理師一個人照顧兩個病人，普通病房的護理師一個人要照顧七八個病人，所以照顧病人的工作就要落在看護或家屬身上。太太擔心她沒有經驗，照顧不好，打算請看護，但是請不到，所以家人輪流來照顧我。每天擦澡、每四小時的灌食、一天四次的拍痰，還要背著俗稱龜殼的負壓呼吸器幫助二氧化碳排出，不但家人很辛苦，我的二氧化碳濃度還是太高，導致整天都昏昏沉沉，頭腦也不清楚。晚上九點護理師會打鎮靜劑讓我好好睡覺，卻產生幻覺的副作用。十點眼神就不一樣了，會翻白眼、手會亂指；即使睡著了，半夜會突然坐起來，一隻腳往床邊移動，準備要下床……家人在照顧的精神和體力上，是很大的負擔。

　　醫院的看護一直都很難請，有的還會挑病人。太太在通知可以轉病房時就登記要請看護，可是缺人。過幾天終於找到人了，但是看護一進來看到我接了呼吸器和管路，就說她沒辦法顧。雖然太太說她白天都在，也會幫忙照顧，拜託她留下來，看護還是轉身離開，留下滿臉錯愕的我們。我不知道看護還可以挑病人，那醫師或醫院可以拒絕「麻煩」的病人嗎？

　　當時「排便」對我是個大問題；躺在病床上一個多星期，導致肌耐力退化，雙腿沒有力氣站起來，而且接著呼吸器，也不能去廁所。

　　病房雖然有便盆椅，可是我沒有力氣下床，護理師就叫我躺在床上用便盆排便，但是躺在便盆上根本大不出來。因為正常人都是坐著或蹲著排便，躺著本來就不好用力，加上屁股下面墊著一個硬梆梆的便盆，不但不舒服，而且很喘，根本大不出來。

　　我無法排便，護理師只是叫我再用力一點；我又累又喘，也用不上什麼力。

　　太太想到讓我「坐」在便盆上。讓我握著病床兩邊的扶手，把身體撐起來，然後「坐」在便盆上。雖然可以勉強大出來，但是很吃力，而且很喘。因為我光坐起來就很喘，坐在便盆上

背部沒有支撐，我的核心肌群沒有辦法讓身體維持坐姿，要靠雙手用力支撐；但是我的手臂也沒什麼力。此外，屁股下的便盆很硬，坐著很不舒服。當我氣喘吁吁、勉強排完便，已經沒有力氣擦屁股。

當時太太和兒子在一旁，沒有看護經驗的他們，也不知道怎麼辦。

他們討論了一番後，兒子幫忙支撐我的身體，太太戴著手套，拿濕紙巾伸進屁股和便盆中間小小的縫隙幫我擦，可想而知，手一伸進去就沾到大便，雖然戴著手套，可是還是很噁心，而且眼睛看不到屁股，很難擦乾淨。費了一番功夫處理好，趕快讓我躺下，他們已經滿頭大汗，我也喘不過氣了。

後來我設法坐到床邊，然後兒子抱著我，挪到旁邊的便盆椅，坐在上面就比較容易排便，而且背部有支撐比較不會喘，排便就比較輕鬆，結束後再把我抱回床上，最後家人還要清理便盆椅。

偏偏這段時間常常拉肚子，光是處理排便，就讓我和家人受盡折磨。

只是排便這件事，就要大費周章，我覺得自己像個廢人，日常生活過去習已為常的事，現在都需要家人幫忙。

　　因為做什麼都很喘，所以幾乎都躺在床上；加上還有呼吸管接著呼吸器，增加了活動的困難度。我幾乎整天都躺在病床上。有時孩子們會幫助我下床練習在床邊站立。剛開始勉強扶著椅子站在床邊就很喘，不到三分鐘就必須坐下來休息，慢慢進步到可以扶著椅子踏步。儘管如此，活動還是有限，不知不覺肌耐力就一天一天流失。

　　我每天努力把自己虛弱的身體盡量調整到最適合手術的狀況，但從在床上坐著就會喘進步到可以站在床邊踏步，這麼多天過去，始終等不到肺臟，台大醫院也沒有床位可以轉過去。什麼時候才能等到肺臟？我能夠等到移植那一天嗎？時間一天一天過去，我的信心逐漸被消磨。

　　高尚志副院長也來關心，他是胸腔內科的權威，和胸腔外科張益誠主任、胸腔內科林嘉謨主任，一直和台大聯絡轉院事宜；終於在十二月底轉到台大醫院。台大要求先住加護病房觀察，於是我從新光醫院的一般病房轉入台大 3C 加護病房，又回到和家人分開、獨自在病房的生活。

比坐牢還痛苦的日子

我的活動空間只剩一張病床，而且身上有許多管路。

台大的加護病房都是一人一間，而且比較大，所以居住品質比較好。不過每天還是只能躺在病床上看著天花板，沒有電視，只有一堆機器，整天的活動範圍只在一張小小的病床上。

加護病房的生活比坐牢還痛苦，坐牢至少還可以在牢房走動，每天還有放風時間可以出去活動；在加護病房的活動空間卻只有一張病床，而且身上有許多管路，尤其是連接脖子上氣切的呼吸管，更限制了在病床上的活動。

雖然氣切不像嘴巴插管那麼不舒服，可是也有很多問題：U形的呼吸管有點重量，壓在胸前不太舒服，也影響活動；有時翻身拉扯到會引起咳嗽，動作太大還會痛。裡面固定用的氣球（cuff）慢慢會漏氣，導致呼吸困難，所以要經常打氣；放久了或壓力太大還可能造成氣管軟化（tracheomalasia）。

滑手機也是很耗體力的動作，手拿著手機幾分鐘就很喘，所以我也很少滑手機；加上做了氣切也沒辦法講話，和家人視訊只能用唇語或慢慢地打字，因此也很少和家人視訊。有時會聽 Podcast 打發時間。

儘管如此，每天時間仍然過得很慢。最期待的，是每天早上十一點到十二點的會客時間。

太太每天會客時間前就到加護病房門口等待開門，十一點就準時進來看我，一直陪我到十二點，廣播會客時間結束後才離開。

不論我的病情變化如何，太太一進來總是神情愉悅的跟我道早安，讓我的心情整個好起來。

太太先用專為臥床病人設計的洗面乳清洗我油性肌膚的臉和頸部，接著用乾洗髮的泡沫洗髮精洗頭，再噴上清涼的舒壓活氧水，避免頭皮乾癢；再來就用筋膜按摩槍按摩雙腿及腳底，促進血液循環；最後，再來一碗溫熱的人蔘雞精燕窩暖暖肺、暖暖身（她總是這麼說），希望我能保持體力等到肺臟移植的那天。我知道這不輕鬆，一個小時光是站著就很累，何況要做這麼多事，讓我又心疼又愧疚。

我沒辦法講話，要溝通只能寫在手寫板上，但對當時的我來說，已是很吃力的一件事。一個小時很快就過去，我又回到無聊的生活。

　　加護病房的病人通常都會接尿管，所以不用解小便。但是尿管放久了容易感染。當時為了在移植前的等待期間，儘量減少感染機會，所以主治醫師決定拔除尿管。

　　這下我又多了一項工作：解小便。

　　在病床上解小便對一般病人不是難事，（男性）只要對著尿壺解就好，對我卻是一項艱鉅的工程。即使已經接上呼吸器，還是無法完全取代肺臟的功能，躺著不動還好，做任何動作都讓我氣喘吁吁。光是伸手到旁邊的小桌子把尿壺拿過來就很喘，已經沒有辦法打開尿布，所以每次要解尿，都要按呼叫鈴請護理師幫忙，幫我解開尿布，然後把尿壺對好，讓我解小便。通常護理師會在幾分鐘後回來，接手尿壺並且幫我把尿布包好。

　　有一次，一位護理師拿尿壺給我後，說她待會再過來。我解完十幾分鐘她還沒回來，我猜想她可能在忙，只好再等等。可是半小時過去，還沒見到她的蹤影。我光著下體，左手扶著生殖器，右手緊握著半滿的尿壺，一動也不敢動，深怕不小心

把尿壺打翻，釀成災難。我不時轉頭看門口，希望有護理師經過的話揮手請她來幫我解圍。可惜即使有人經過，也沒有注意到我。我手腳開始發麻，可是又不敢動。加護病房的護理師一個人照顧兩個病人，不太可能忙那麼久，我猜護理師應該是把我忘了，只希望她趕快想到我。

我看著牆上的時鐘，期盼護理師趕快出現；我維持著固定的姿勢不敢動，渾身不舒服，也逐漸失去耐心。過了一個小時，我實在忍不住，只好按呼叫鈴請護理師過來收。護理師進來後，神情淡定的清理好就離開，我終於能夠動動手腳改善血液循環。我相信她一定是忘了，我應該早點按鈴，不必不好意思。

排便更是大問題。本來每天都會排便的我，常常換個環境就解不出來；加上臥床容易便秘，所以我頭幾天完全沒有便意。本來還樂得輕鬆，等到五六天後有強烈的便意感，卻怎麼用力也解不出來。一方面是躺著不好用力，另一方面大腸會吸收水分，所以越久越硬，也就越難解。用盡吃奶的力氣，用力了三個小時才解乾淨。之後每一兩天就會排便，可能也習慣了，排便就比較順利，不會那麼辛苦。

加護病房的病人通常都會包尿布，包著尿布排便其實很不舒服，不像坐馬桶，一排出來就掉到馬桶裡，結束後，肛門附近擦乾淨就好了。可是包著尿布的話，大便會往周圍漫延；如果是稀便或拉肚子，大便甚至會像土石流往四周流竄，甚至流到尿布外，不但不舒服，光想就覺得很噁心。結束後，還要按呼叫鈴請護理師來清理，有時候護理師在忙沒辦法馬上過來，屁股就要一直泡在像泥巴的大便裡。我終於體會到為什麼包著尿布的嬰兒大便會哭，黏答答又臭，連我都有點想哭。

　　有一天護理師幫我擦澡時，發現我的左上臂外側和右大腿外側有一些小水泡，醫師診斷是帶狀皰疹（Herpes zoster）。帶狀皰疹常出現在身體狀況不好或免疫功能低下的人，我因為反排斥已經吃了一年多的類固醇，得到帶狀皰疹並不意外，比較不尋常的是，帶狀皰疹通常會很痛，我卻沒感覺，也許是因為吃了類固醇影響免疫反應，所以症狀不明顯。

　　醫師開給我治療帶狀皰疹的抗病毒藥，這些水泡大約兩個禮拜就消失了，隨之而來的是帶狀皰疹後遺症。首先是神經痛（postherpetic neuralgia），碰到左上臂外側之前長水泡的地方，就感覺像觸電一直痛到手指，而且持續好幾十秒；碰到右大腿

外側也感到一股電流往下痛到腳尖。我想病毒應該是侵犯到頸椎第五節（C5）和腰椎第四節 （L4）神經。吃了止痛藥卻沒什麼效果，後來醫師開麻醉藥貼片才稍微改善。兩三個禮拜後不痛了，原先長水泡的地方卻很癢，一直到寫書的一年多後，每天都還需要塗止癢藥膏止癢。

加護病房的運動

在病床上的運動量還是有限，肌耐力不知不覺逐漸
流失。

加護病房中的病人都是整天躺在床上，因為缺乏運動，每天肌肉會流失 2% 到 4%，所以適度的運動是很重要的。

在台大加護病房每週會安排兩次、每次一小時的復健課程。負責的是一位物理治療師楊柏毅老師，他很專業，也很有耐心，每次都待滿一小時才離開。他第一次教我做一些病床上可以做的運動，主要是手腳的運動，包括：

1. 左腳伸直，慢慢抬高約 30 公分，再慢慢放下，這樣算一次，每一組十次。

2. 相同動作，換右腿。

3. 雙腿伸直，抬高離開床約三四公分，慢慢張開約 30 度，再慢慢收起來。重複十次。

4. 左手臂伸直，手掌向內，慢慢從身體旁舉高到垂直，再

慢慢放下到身體旁。重複十次。

5. 相同動作，換右手。

6. 左手臂伸直，手掌向內，慢慢從身體旁向外側 90 度到與肩膀平行，再慢慢回到身體旁邊。重複十次。

7. 相同動作，換右手。

8.1-7 每組十次，每天三組。當然也可以多做。

楊老師覺得我的體力可以，第二次就讓我在床邊扶著椅子站起來。

從床上站起來對正常人很簡單，對加護病房的病人卻是大工程。

當時身上有許多管路：脖子上有中央靜脈導管、手上有動脈針、手指接血氧計、鼻子有鼻胃管、胸前有五條心電圖導線，和最重要的、又粗又重的 U 形呼吸管連接脖子的氣切到呼吸器。移動前要先把這些管路整理好避免拉扯掉，然後教我如何坐到床邊，再扶著椅子站起來。一般人下床只要幾秒鐘，我卻花了三十分鐘才完成，而且站不到兩分鐘就累得必須坐下來休息。不過因為已經很久沒有踏到地上，非常興奮。

楊老師本來想讓我再坐久一點，但是我因為上半身核心的力量不夠，坐在床邊時背部沒有支撐，坐不到五分鐘就沒力氣了，只好回床上躺，躺回病床上還要把這些管路一一歸位。楊老師始終很有耐心，除了協助我運動，還把每次的進度記錄在小白板上，讓家人來探望時，也能夠知道我的狀況；重要時刻還主動幫我錄影給家人看。

　　在 3C 加護病房待了一個禮拜後，我轉到 RCC（亞急性呼吸照護中心）。這裡類似加護病房，收治相對穩定的病人，有電視可以看，也有對外窗，不像加護病房沒有窗戶。雖然窗外也是醫院大樓，但是可以看到陽光，跟沒有窗戶的密閉感不一樣。當時醫院在整修外牆，搭了鷹架，有時會有工人上上下下，頗為熱鬧。過了幾天，因為怕碎片打破玻璃，窗戶用木板釘上，我又看不到窗外，只能看著牆上的時鐘，想像外面是日出、日落的景象。

　　到呼吸照護中心後，楊老師就讓我用助行器（walker）練習走路。他先幫我把身上的管路整理好，讓我坐在床邊，然後雙手撐著助行器站起來，接著撐著助行器，一步一步從床邊走五步到窗前，站幾分鐘，再後退回床邊。一個月沒走路，肌肉萎

縮的好厲害，來回走十步就要坐下來休息，因為雙腿沒有力氣。我覺得很挫折，不過楊老師鼓勵我：「林醫師，你是 ICU 裡體力最好的病人，不必給自己太大壓力，只要維持體能就好。」不過加護病房的活動很有限，維持體能是不可能的，肌耐力還是逐漸流失。

　　因為我的心跳一直都很快（每分鐘 115-125），醫師安排心臟超音波檢查。檢查時，心臟科醫師說我的肺臟太大，把心臟擋住，所以看不清楚，建議我做心導管檢查，如果心臟冠狀動脈狹窄或阻塞的話，就要放支架，吃抗凝血劑，半年內就不能夠進行任何手術，當然也不能做肺臟移植。這讓我的心情更忐忑不安。「半年！？我能夠再等半年嗎？如果錯過了移植的機會，我還能活下來嗎？」一直到心導管檢查結束，醫師說：「沒問題。」全家人才鬆了口氣。

　　過幾天穩定後，轉到胸腔內科病房，很開心又可以和家人二十四小時在一起。

請找學姊來

我越來越喘，血氧從 **99%** 掉到 **88%**，覺得吸不到
氧氣了。

可能是因為支氣管狹窄，常常有痰；我大約一小時就要抽
一次痰，不然會咳嗽，而且痰卡在氣管裡會影響血氧。

抽痰很不舒服，要用一根軟管從氣切口進去氣管抽吸，因
為刺激到氣管，抽痰時會一直咳嗽，很不舒服，而且很喘，可
是又是必要的。

抽痰一般抽一到兩次就好，除非痰很多。

看似簡單的抽痰動作，其實還是有技巧的。有一天早上，
一位護理師抽了五次，還是抽不出痰。我一直咳嗽，而且卡在
氣管的痰沒有抽出來，又塞了一條抽吸的軟管，氧氣更難進去。
我越來越喘，整個臉都漲紅，血氧從 99% 掉到 88%，心跳則飆
到 151，覺得好像吸不到氧氣。當時我裝著氣切管不能說話，只
能用手勢示意我很不舒服，請她停止。但護理師仍然無視我的

反應，執意要繼續嘗試。我猜她應該是新人，不然不會抽了五次還抽不到；我用僅存的力氣在小白板上寫下「請找學姊來」，她板著一張臉，用力脫下隔離衣就走出去。

然而她離開後，一直到下午都沒有其他護理師進來協助抽痰。反而是護理長進來告訴我「抽痰的重要性」，讓我一頭霧水。原來那位護理師去告狀說我不願意抽痰。我覺得很委屈，但是裝著氣切管無法講話，真的是啞巴吃黃蓮。

隔天胸腔內科主治醫師來查房時，又再次提到我拒絕抽痰的事，告訴我：「林醫師，抽痰很重要，要請你配合抽痰，不然你會感染。」

當時我無法說話，身體又很虛弱；我氣喘吁吁，用無力、顫抖的手，在紙上慢慢寫下昨天事情的經過。我自己當過實習醫師，也是醫學系老師，為了醫學的傳承，我很願意讓新人練習，但是已經造成病人痛苦，甚至危險，就應該停止，找人幫忙，而不是一直拿病人當實驗品練習。

接下來幾天照顧我的主護就非常專業、細心，不但很快就把痰抽乾淨，也讓抽痰的不舒服感降到最低，我非常感謝她的專業。

醫學小教室

為什麼會有痰？

正常呼吸道會分泌黏液，經由氣管和支氣管的纖毛排出。當分泌物增加，例如：感染時，或者纖毛受損 (像是抽菸、支氣管病變等)，導致黏液無法排出，累積在肺裡就會形成痰。

就差一點點了

太太問我要不要裝葉克膜，我點點頭表示「要」，
並且比個「一點點」的手勢。

之前在家裡太太曾經和我討論：在等待移植的過程中，如
果有一天需要裝葉克膜，我要不要？我當時的答案是「不要」，
因為裝葉克膜很痛苦，還有許多併發症，面對遙遙無期的等待，
我寧願選擇平靜的離開。

轉回一般病房一週後，有一天下午精神不錯，下床坐在椅
子上和兒子聊天、看電視；擦完澡後，大約五點回去床上休息。
突然七點左右，監視器上顯示心跳在 120 到 160 之間亂跳，有
時還亮紅燈發出嗶嗶的警報聲。我沒有特別不舒服，一開始以
為是機器偵測錯誤沒有理會，但是漸漸覺得喘，血氧也下降，
就按呼叫鈴告知護理站。醫師認為是肺功能惡化，心臟的代償
作用；打針後雖然心跳降下來，但是醫師建議送加護病房密切
觀察。

醫師表示：可能需要裝葉克膜。

當時我躺在病床上，意識很清楚，準備要轉到加護病房，太太在床邊握著我的手問我：「你願意裝葉克膜嗎？還是想平靜地離開？不論你的決定如何，我們都尊重你。」

過去沒想到等待會如此漫長，會等到裝葉克膜的那一天，但是當這天到了，我卻有了不一樣的想法：等待肺臟已經十個月，好不容易就快排到了（當時我已經是 A 型第一順位），距離終點只差一點點，我應該再堅持下去，而且我實在放不下我的家人。我點點頭表示「要」，並且用右手拇指和食指比個「一點點」的手勢，昏昏沉沉就被推走了。

轉進加護病房的過程我完全沒印象，醒來時，發現我的雙手被綁著固定在床邊，手掌還用護理師稱為「乒乓」（很像乒乓球拍）的圓形手套包著，避免我的手去抓東西。因為很不舒服，我本能地想要掙脫，但是再怎麼用力都掙脫不了；而因為做了氣切不能講話，只能不斷掙扎表示想拆掉。

當天的主護是一位略胖的護理師，板著一張臉，很冷淡又有點兇，淡淡地說：「我怕你會把管子拔掉，所以必須把你的雙手固定。」

我心想：「我自己是醫生，怎麼可能亂拔管路？」

我做手勢表示要寫字解釋，她也不理我。只有當我要喝水時，才給我喝 10 西西。

我努力想掙脫雙手都沒辦法，後來被打了鎮靜劑就睡著了。

因為雙手被固定住很不舒服，而且不能翻身，醒來後，雙手本能地用力想掙脫，但是徒勞無功。無意間感覺左手掌裡有條線，我彷彿摸到了希望，就用手指試著把線鬆開。想不到那條線其實是點滴，被扯掉後血一直流出來，護理師更生氣，把我綁得更緊，又打了鎮定劑，沒多久我又睡著了。

再次醒來後，我朝玻璃窗對護理師做手勢要寫字。我想和她解釋我不會拉管子，如果有也不是故意的，希望她把我鬆開。但護理師始終不理我，看著我對她比手畫腳卻無動於衷。

我心想：「妳總會下班吧，我再等下一位護理師，請她把我鬆開。」既然她不聽我解釋，那我跟下一班的護理師溝通。

迷迷糊糊睡睡醒醒，好像過了交班的時間了，她卻還不下班。我跟下一班的護理師示意把我鬆綁、讓我寫字好好解釋，沒想到她也說我會拔管線，不肯把我鬆開。我只好繼續靜靜地等。等到剛好有一位護理師從門口經過，我用手敲打床邊，吸引她的注意；我揮手示意要把手鬆綁，她說要問我的主護，結果一去就不回來。

不知道過了多久，我決定放棄了。我改變策略，心想既然不給我鬆綁，我就搗亂。

　　有一次，那位略胖的護理師從左邊床尾走過，我就把左腳伸出去踢她，而且踢得很準，腳尖掃到她的腰部。這下子她更火大了，說我有暴力傾向，原本是雙手被固定，現在連雙腳都被固定了。我像是被五花大綁，手腳都被固定住，只能維持平躺的姿勢，更不舒服。

　　我完全動不了，只能躺著看天花板，有時候會進入另一個時空。

　　我發現自己被關在一個白色的房間裡，很像台大的加護病房，但是空空的，沒什麼機器，我一樣躺在病床上。大概是要確認我頭腦清不清楚，有時候護理師會問我：「你知道你在哪裡嗎？」我動動嘴唇表示「醫院」；護理師接著問：「哪家醫院？」我一開始回答「台大」，可是有時候覺得像新光醫院，就表示「新光」。發生什麼事，後來記憶很模糊，依稀記得左前方的天花板有一扇窗戶，有一次被打開時竟然看到地面，看起來像是新光醫院附近的一棟大樓，原來我被關在地下室。後來太太和兒子找到這個地方，也透過天花板的窗戶跟我講話，兒子還從窗口溜進來看我，但是沒辦法救我出去……

後來我好像死了，因為我就像電影裡剛死去的人靈魂出竅，飄到天花板，看著下面的人。可是後來我又回到床上，好像又活過來。就這樣活過來、死過去好幾次。

這時候正是新冠肺炎的疫情高峰，加護病房也停止會客，但是為了安撫我的情緒，醫師讓太太做 PCR，確認沒有新冠肺炎後進來會客。我當時神智還不太清楚，還是認為自己被關起來，雖然看到太太，但是半信半疑，懷疑是像電影「不可能的任務」中別人冒充的。後來太太重覆在我的耳邊說：「我是尹袗（太太的名字）。」我聽到熟悉的聲音和用字，才確定真的是太太。「原來我沒死！」我用力想睜開眼睛，但是覺得眼皮好重，只能睜開一點點，在縫隙中看清楚太太後，既興奮又激動，抿著嘴，不斷搖頭大哭，「終於有人來救我了！」太太就像在安慰小孩子，不斷安撫我：「不怕不怕，尹袗來了。以後，尹袗每天都會來，但是你要乖，不可以發脾氣，這樣醫師才會答應讓我進來。」

在太太的懇求下，醫師答應在這裡會客的一小時，鬆開我的右手讓我寫字和太太溝通，但左手和雙腳只能放鬆一點，讓我可以稍微活動，不能鬆綁；不過對我而言，已經是一大恩賜。

我用右手示意要寫字，太太已經帶來寫字板、一疊 A4 紙和

麥克筆。可是，可能是手太久沒用力，肌肉萎縮，竟然連握筆都很費力。努力想寫字，手卻不聽使喚，寫出來的字歪七扭八，連我自己都看不懂。太太叫我放輕鬆，慢慢寫沒關係，可是我就是寫不好，像小孩亂塗鴉。眼看一小時會客時間快到了，只好放棄。

會客後，也許是得到安全感，我就沒有那麼躁動不安了。

接踵而來的是：我意識不清，時好時壞，醫師也不知道是什麼原因。

我的肺功能越來越差，雖然裝了呼吸器把氧氣打進去，肺臟卻無法進行氣體交換，導致血液二氧化碳濃度越來越高，腎臟也無法代償，導致血液從正常的中性變成酸性，接下來就會造成器官衰竭，特別是心臟。

醫學小教室

葉克膜 (ECMO)

ECMO 是 Extra-corporeal membrane oxygenation 的縮寫，字面翻譯是體外膜肺氧合。病人的血液從靜脈流出後，經過機器處理，再注入病人的動脈或靜脈，藉以取代心臟或肺臟功能。

裝上葉克膜

我的肺臟已經沒有功能，必須裝上葉克膜才能維持
生命；我的生命開始進入倒數。

轉入加護病房第五天，心跳突然飆到一百七十幾，也出現
心律不整。醫師判斷是因為酸中毒（血液太酸），導致心臟功
能受損，建議裝葉克膜，否則會有生命危險。

神奇的是，一直呈現昏迷的我，在太太來會客時，醫師解
釋病情，並且問我：「今天馬上裝葉克膜好不好？」我竟然稍
微張開眼睛，點頭表示同意。

為了確認，太太又問：「還是今天先不要裝，再觀察看看？」
這時也許累了，我閉著眼睛，搖搖頭。

最後，太太再次確認：「今天裝葉克膜喔？」我點了點頭，
然後就失去意識了。

做出這個關鍵的決定，展開我與死神的戰役的下一個階段。

肺臟的功能是要交換氣體，吸收氧氣，排除二氧化碳；可是這時我的肺臟已經沒有功能，即使把氧氣打進去也沒有用，必須依賴葉克膜代替肺臟交換氣體的功能。和死神的拔河更加激烈，每一分每一秒都在和時間賽跑。

女兒在這天用我的臉書帳號發文，一方面是說明我的危急病情，主要是呼籲在身後捐出器官。這篇貼文引起媒體和社會的關注，獲得廣大的迴響，隔天就有一萬個讚，媒體也大幅報導，不過家人都挽拒媒體的採訪。最後這篇貼文有兩萬八千個讚，三千七百多個留言，七千兩百多次分享，TVBS 的報導影片也有十萬點閱率。看到器官捐贈議題受到這麼大的迴響與關注，當然很欣慰，但器官捐贈、移植手術數字的上升，卻不包括我。

以下為臉書原文：

【支持器官捐贈，我們一起完成最後一點點】

我是林禹宏醫師的女兒，今天爸爸裝上葉克膜，也是他等待肺臟移植的第十個月。原本爸爸想低調治療，不對外說明停診原因，但兩個月前他在家突然沒意識送到新光醫院急診，氣切後轉到台大醫院 ICU。這幾天他意識昏迷，醫生說需要裝葉克膜維持生命，使等待的過程變得更加挑戰。

爸爸過去一年多的臉書貼文都是他戴著呼吸器在家、在病房氣喘吁吁慢慢打的，即使在加護病房，他還堅持每週要發一篇醫學貼文，雖然他常常在發完後就沒力氣，累垮繼續睡覺。因為他最放不下的，就是面對向他求助的病人，他只能先讓自己康復；因為他一直期待適合的 A 型肺臟，完成肺臟移植手術，再次穿上白袍恢復門診的那天。

四年前爸爸罹患血癌，接受弟弟的骨髓移植後順利康復，並很快回到醫院上班。然而，一年多後疑似出現不好的細胞，再次輸入弟弟的淋巴球後造成多重器官排斥，全身皮膚長黑斑、手腳嚴重脫皮、指甲斷裂脫落、腹瀉、沒有食慾，體重在兩個月掉了 14 公斤……甚至出現目前醫學無法治療的肺部反排斥，必須 24 小時仰賴呼吸器維生。停診後爸爸都待在家裡休養，活動範圍就是製氧機八公尺管線內。去年3 月開始肺臟功能快速下降，必須接受肺臟移植才能活下來；12 月病情突然惡化送醫，搶救後目前在台大醫院等待肺臟移植。

爸爸肺臟排斥以來，從鼻導管換到 BiPAP 呼吸器，直到BiPAP 有一天無法支撐他的肺功能，送急診氣切……到今天醫師說要裝葉克膜才有機會撐到移植那天。這一路上甚至有

安寧照護團隊介入，爸爸始終沒有放棄：「我每天起床都喘不過氣，但我依然告訴自己再撐一天就有機會了，只是一天一天過去，我的期待和失落卻跟著每天太陽的日升和日落。」

一開始我們以為努力就能脫離呼吸器，全家時常陪爸爸到陽明山練習呼吸，我也會每週帶爸爸到我訓練的健身房做物理治療。但這一年來，爸爸的肺功能並沒有和他的努力一起進步，看著爸爸每天推著 BiPAP 在家裡走路的距離越走越短，看著他在醫院治療忍耐痛苦的樣子，我覺得好心疼，不敢在他面前流淚，就像他飽受折磨，仍努力的呼吸，不曾和我們抱怨自己受盡的痛苦。

先前還能入院探望爸爸時，儘管他氣切無法說話，他仍會躺在病床上寫字和我們對話；後來疫情升溫，不能入院探望，但每天和爸爸視訊，是我和爸爸最親近的時候。儘管爸爸不能說話，也沒有力氣做什麼表情，但他總會認真的聽我分享一天發生的事，用他費力但淺淺的笑給我回應……但現在我傳給爸爸的訊息都沒有已讀，每天期待的鈴聲好久沒有響起，因為爸爸體內過高的二氧化碳濃度已經使他意識不清。

上週爸爸被轉回加護病房時，媽媽問爸爸：「萬一要裝葉克膜，你願意嗎？不用管我們，只要做出你最想要的決定就好了。」爸爸點點頭，手指比了「一點點 」的手勢，嘴唇說著：「就差一點點了。」

爸爸停診的一年來，許多病人持續關心爸爸何時會恢復門診。疫情使等待器官變得更為艱難，但爸爸始終深信再撐一天，明天就會等到那顆讓他重生的 A 型肺臟；好多個明天過去，爸爸早已撐過醫生預估的時間好久了。爸爸這麼努力，拚了這麼久，就差一個延續生命的契機與願意，真的就差一點點了。

我們每個人生下來都有改變世界的能力，邀請你分享給更多人，也許就剛好成就了那個差一點點的關鍵——拯救一個人的生命，就是拯救他的全世界。

To the world, you may be one person, but to one person, you may be the world.

肺臟反排斥以來，我從未公開自己的狀況；許多病人私訊我為什麼停診？我都簡單回答：「因為健康因素，暫時請長假。」但是我現在命在旦夕，家人心急如焚，只好求助於社群媒體。不過造成這麼大的迴響，也出乎我們的意料。知道社會上有這麼多人關心我，我非常感謝病人、同業和許多陌生人的分享支持；呼籲器官捐贈，不只是為了個人，也會幫助許多正在等待器官移植的病人。

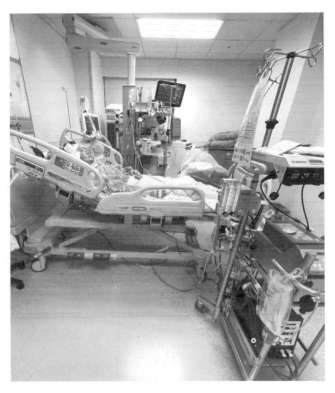

（裝上葉克膜。照片右邊的機器是葉克膜）

譫妄

原來這些幻覺是因為鎮靜劑的副作用！

　　裝了葉克膜後，身體狀況改善很多，血壓、心跳、血氧都比較穩定；不過這只是假象，是依靠機器來代替我的肺臟進行氣體交換。裝葉克膜也有很多併發症，包括：出血、血栓、溶血、感染、腦病變、肢體缺血，甚至截肢。而且時間越久，併發症越多。我有幾次因為貧血和出血傾向而輸血，不過還好沒有嚴重的併發症。

　　葉克膜要接兩條約 1.5 公分粗的管子，一條從脖子右邊接到上腔靜脈，另一條從右邊鼠蹊接到下腔靜脈；這兩條血管是人體最粗的靜脈。為了避免拉扯到血管，頭不能大幅度轉動，右腿也不能亂動，讓我的活動更加受限。

　　隔天因躺太久了很難過，另外我也想訓練核心肌群坐起來，結果身體剛起來就聽到醫護人員一陣驚呼：「你幹什麼！你現在裝葉克膜，坐起來很危險。」

　　我那時還迷迷糊糊，記憶停留在多天前被五花大綁的時候。想到既然你們不給我鬆綁，我就來鬧。後來我又有兩三次故意坐起來，每次都引起一陣驚呼，本來還很得意，不過一位年輕醫師來跟我解釋：「你現在裝了葉克膜，你坐起來萬一把管子扯掉了，管子連到大血管，那血是用噴的，我們救不了你。」我才知道嚴重性。

　　護理師也再次提醒我不能拉管子、不能坐太高，右大腿也不能做大角度的動作，萬一管子脫落會造成大出血。

　　據太太說，我到加護病房以後很躁動，才會固定我的手腳，護理師說我的這些症狀是加護病房常見的「譫妄（delirium）」。後來才知道這些幻覺等症狀都是因為鎮靜劑的副作用；後來醫師減少鎮靜劑的劑量，頭腦比較清醒後，護理師逐漸給我鬆綁，最後不再打鎮靜劑，那些幻覺就沒有再出現。

　　那位護理師照顧我好幾天，我發現她其實人很好，只是比較嚴肅。我對之前踢她很不好意思，在手機上打字向她道歉。

 醫學小教室

譫妄

譫妄是一種急性意識模糊狀態，伴隨多種精神異常的現象，例如：對人／時／地產生混亂、激動不安、語無倫次、幻覺等。譫妄的原因可能是大腦疾病、代謝異常、藥物、中毒等。

送不出的禮物與不能收的禮物

原來捐贈器官還有許多限制和變數。

我裝了葉克膜以後，不時有希望捐贈器官的人私訊我，女兒幫我回覆許多訊息。以下兩則故事是女兒的角度撰寫的。

故事一：「我爸爸明天拔管，他希望將所有的器官捐出。」半夜收到師大附中校友的私訊……

> 我貼在爸爸臉書的文章《支持器官捐贈，我們一起完成最後一點點》，儘管獲得很大的迴響和關注，器官移植登錄中心的網站上，不同器官移植手術的數量也有明顯出現數字的改變，但對爸爸、對我們家，每天還是一樣的生活—早上滿懷盼望的起床，整天戰戰兢兢的等待手術的消息，又帶著失落地去睡覺—彷彿全宇宙都聯合起來幫助你了，卻仍然沒有辦法改變什麼。
>
> 但這天睡覺前，手機突然跳出一個以前師大附中學生的

訊息。因為過去我在師大附中當英文實習老師，他告訴我他的附中班號與手機號碼，他的父親血型 A 型，也是位醫生，因為生病而在加護病房等待明天拔管。他的父親與家人都希望能將器官都捐出去。

看著學生的訊息，我不禁流下激動的眼淚，當時半夜一點多，我衝到媽媽房間把她叫醒，跟她說這個消息。雖然捐贈器官不能指定，但因為以器官移植規定而言，裝置葉克膜的病人會是第一順位，若這個器官條件允許，爸爸就可以進行手術了。

我回覆訊息給那位學生，接著我們和他通話。他當時也在加護病房，也同樣面對著親人的生離死別，但在電話那頭，他的聲音卻非常冷靜平穩，相比我內心的激動和焦慮，他的平靜反映了看待父親的死亡，他深信這是送別父親，他也正在和他完成此生最後一個重要的心願。

「明天中午以前，醫生會確定是否拔管，我再和妳說。」

隔天中午，學生私訊我說，他的父親正在進行拔管，但儘管他同意捐贈所有的器官，最後只有眼角膜可以使用。原因是：器官捐贈標準必須兩次判定腦死（昏迷指數五），但醫生判定他父親的昏迷指數是六，不符合器官捐贈的標準；

沒有腦死的病人，不能摘除他的器官。但當病人拔管去世後，他的器官就不能用了，唯一可以用的只有眼角膜。

故事二：八十五歲想捐出肺臟的爺爺

一位八十五歲的爺爺寫了一封密密麻麻的信到新光醫院給爸爸，說自己現在最大的願望就是「毫不保留的奉獻，讓懸壺濟世的大夫獲得重生……已去醫院做檢查，希望可以捐贈肺臟給林主任。」

這陣子我和爸爸都收到很多想捐贈肺臟的訊息：

「林醫師的女兒您好，我想捐我的肺給林醫師，因為救他就是救很多很多人……」、「林醫師我是 A 型（甚至附上檢驗報告），我願意捐給您我的肺，只要您不嫌棄！」、「林醫師救過○○的命，我願意把我的肺給他，讓他繼續救更多人……」；甚至有人懸賞五百萬元給捐贈者。

這些訊息背後，是無比堅定的大愛與關懷—這些我們素未謀面的陌生人想救治我爸爸，是希望更多人被救治。不過器官捐贈有年齡限制，而且活體肺臟移植需要兩位捐贈者各捐出一個肺葉，難度更高。

醫學小教室

腦死判定準則

搜尋：腦死判定準則－全國法規資料庫

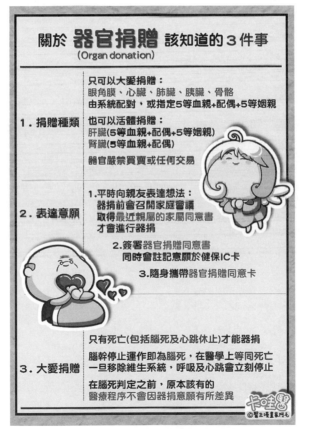

（感謝阿毛醫師同意轉載）

等待是為了更好的結果吧？

距離終點只差一點點，卻始終跑不到終點。

在加護病房中，家屬是不能進來陪病的，只有特定時間才能進來會客。太太每天都會來，除了雞精，擔心我只有灌蛋白粉和安素，纖維質不夠，又幫我買了冷壓蔬果汁。

因為不好意思每次要拿東西就叫護理師，太太幫我設計一個行動辦公室—在床邊放一個小提袋，裡面有我常用的指甲剪（因為之前的反排斥，指甲經常會斷裂，所以要常常修剪）、護唇膏、眼鏡盒、手機、一條兩公尺的充電線和 iPad mini。iPad mini 架在床邊的小桌子上，我的行動空間雖然受限於多條管子，但是開始在 Netflix 追劇後，時間就過得比較快。

那時因 Covid-19 疫情的關係，醫院陪病者必須有三天內的篩檢陰性證明，所以太太每三天就要去篩檢一次。太太很怕痛，總是在快篩前，告訴醫護人員她要叫出聲音才不會亂動，不知道是因為去太多次還是叫聲令人記憶深刻，好幾位篩檢站的護

理師都認識她，還會安慰她說：「辛苦了。」

　　女兒若不用進公司就會來醫院看我；兒子因為要上課，都用視訊和我說話。

　　裝葉克膜以後能夠做的運動就更有限了。葉克膜有兩根約1.5 公分粗的管子分別從脖子旁邊和從右邊鼠蹊接到體內的大血管，所以不能坐起來，脖子和右大腿也不能做大角度的動作，萬一管子脫落會造成大出血。

　　裝上葉克膜後，楊老師來過一次，教我幾個簡單的運動：

　　1. 左腳掌前後擺動十下。

　　2. 右腳掌同前。

　　3. 膝蓋彎曲，左小腿向上抬，不用很高，到膝蓋打直就好。這是訓練小腿的肌肉。

　　4. 右小腿同前。

　　5. 左膝蓋打直，左腿抬高約 30 公分，再慢慢放下。

　　6. 左腿打直，向外側約 30 公分，回來，向內側 30 公分，回來，這樣算一組。

　　7. 右腿怕扯到葉克膜管路，5、6 不要做。

　　8. 骨盆腔肌肉收縮，骨盆往上抬高，再放鬆。

9.1-6、8 每組十次，每次三組，每天三次。

因為無法下床走動，楊老師就沒有再來了，讓我自主運動。

臉書的貼文雖然得到社會的關注，但是移植的機會畢竟可遇而不可求。一天一天過去，始終等不到移植的機會，本來燃起的一線希望又消失了。隨著時間越久，葉克膜的併發症就越多，而且移植手術的失敗率和死亡率也越高；我擔心是否能夠撐到移植的那一天。我一樣每天聽藥師經，每天祈禱，祈求儘早得到肺臟。

「台灣每個月肺臟移植約兩例，而且A型的捐贈者最多，應該很快就有了。」我一直這麼安慰自己。不知不覺過了一個月了。

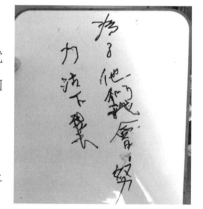

（裝上葉克膜後，用顫抖的手在寫字板上寫下：「為了他們，我會努力活下去！」）

三月初有一次移植機會，護理師在下午四點半叫我開始禁食，沒多久住院醫師來告訴我：「有一位器官捐贈者，但是有B肝……」問我要不要接受這個肺臟。

我立即告訴家人這個好消息，並且感謝神明保佑，祈求手

術順利。我這時不禁激動的流下眼淚，將近一年的等待，終於等到重生的機會。

　　之前在門診徐主任就和我討論過肝炎捐贈者的問題；理論上有 B 型或 C 型肝炎的病人不能捐器官，但是現在 B 型和 C 型肝炎都有藥物治療，如果願意接受的話可以增加移植的機會；當時我就同意接受 B 型和 C 型肝炎的捐贈者。

　　正當我情緒激動、興奮的時候，徐主任進來病房告訴我病人的詳細狀況。

　　「捐贈者是 O 型，前面還有一位 O 型病人是第一順位；但是捐贈者有好幾項因素都是 marginal（可用和不可用的邊緣）：61 歲，B 肝帶原、痰液培養有黴菌、氧合指數 PaO2/FiO2 是 330 mmHg（至少 350 才可用，330 表示肺功能不好了）。徐主任說，如果只有一個因素是 marginal 還可以接受，但是好幾個 marginal ，勉強移植風險太高；而我的情況還好，建議我再等。我也不想冒險，雖然希望能儘快接受移植手術，但是如果失敗就只有死路一條，再三考慮後決定放棄。

　　我的心情急轉直下，在加護病房已經躺了三個月了，每天都期盼可以收到移植手術的通知，可是卻一而再、再而三的失望。眼看距離終點只差一點點，卻始終跑不到終點。我只能安慰自己：「一定有另一個機會，那個機會就在明天。」

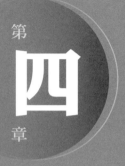

終於等到這一天

十九個月的痛苦煎熬,將近一年的等待,
我終於等到肺臟移植的這一天。

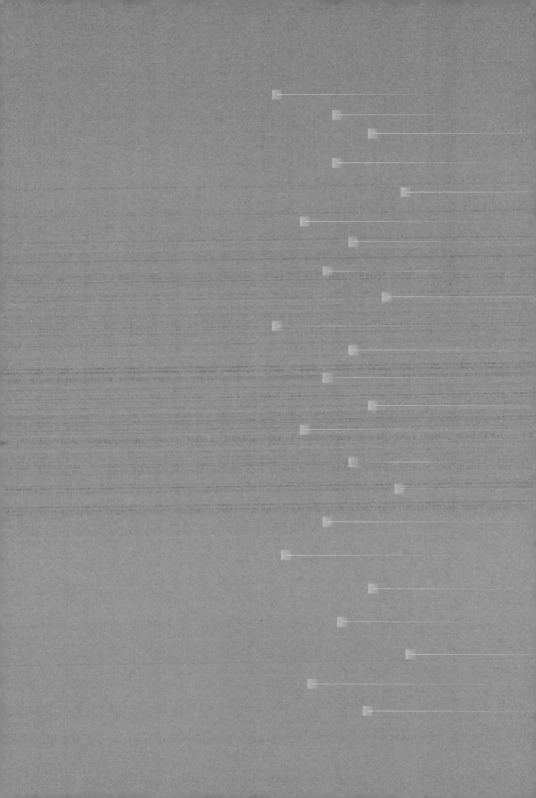

移植日

一直到開刀房門外的手術動態螢幕顯示「林〇宏手術中」，家人才鬆了一口氣。

　　有一天凌晨，護理師進來叫我禁食，我知道是有移植的機會了！大約六點多，看到徐主任的身影出現在護理站，我全神貫注，努力地把耳朵打開，看可不可以聽到什麼好消息。不一會，徐主任走進來，跟我說明這個等待好久好久的移植機會。

　　在此同時，專科護理師也通知家人前來簽手術同意書，並做移植手術前的準備。家人很快就到了，並且在病床旁為我加油打氣。這個時候我們也不敢鬆懈，因為手術前還可能會有變數，曾經有案例在手術前臨時取消的，例如：捐贈者的肺臟狀況不好，或是家屬突然改變主意等，都會讓這個手術取消，所以我們不斷地祈求一切順利。

　　九點鐘我就被推進開刀房準備，但是沒多久，又把我從開刀房推出來，家人非常緊張。「不會吧，難道不能開？應該不

會有捐贈者了還這麼坎坷吧？」家人心裡都忐忑不安，猜測各種可能性；直到護理師過來解釋，因為對方醫院摘取器官的時間延後，要我先回加護病房等候，家人才比較放心。

一個小時後，我又被推進開刀房，家人緊張的心情，有增無減；一直到開刀房門外的手術動態螢幕顯示：「林〇宏手術中」，家人才鬆了一口氣。一年的等待，終於等到這一刻。

家人坐在開刀房門外，緊盯著螢幕，祈求手術順利，一切平安，感謝佛賜福緣。

原本預計需要十四到十六小時的肺臟移植手術，要從早上十點開到隔天凌晨，但是晚上七點，開刀房突然廣播：「請林〇宏先生的家屬現在到開刀房門口。」

「怎麼九個小時就叫家屬？難道手術出了什麼問題？」家人很緊張地跑到開刀房門口。

這時穿著手術衣的徐主任已經站在那裡，告訴家人說：「手術結束了，因為出血太多，只做右肺移植；先不關胸，觀察兩到三天，沒問題才會做關胸手術。」

肺臟移植手術要先把胸前的肋骨切開，胸腔打開，把連接肺臟的支氣管和血管切開，捐贈的肺臟放進胸腔後再把支氣管和血管接起來，最後再把胸腔關上。如果擔心裡面可能會出血，

就先把傷口蓋起來，覆蓋紗布，但不縫合。

　　晚上九點多，麻藥漸漸退了，我也逐漸醒過來，聽到旁邊有家人的聲音，徐主任也在病房再次跟家人和我說明整個過程。旁邊有兩位護理師幫我把手術衣換掉，整理乾淨，三台點滴幫浦已經架在點滴架上，護理師一一確認藥物後接上點滴，技術員也在確認葉克膜沒問題後才離開。

　　其實前面這些事我完全沒印象，連進開刀房這麼重要的事都不記得，可能是昏迷了。移植手術兩天後，我又被送進去開刀房縫合胸部的傷口我也沒印象。我醒來時，發現自己手腳都被固定住不能動，小腿穿著彈性襪，還有機器不斷按摩小腿，我猜是手術後要預防小腿血管栓塞，但心想：「為什麼會這樣？開什麼刀嗎？」我還是接著呼吸器，無法講話，護理師如果進來也只是做她們的工作，沒人跟我說明怎麼回事。

　　我好想掙脫，一直在等有人進來幫我鬆綁。好不容易等到一位護理師進來檢查管線，我彷彿在黑暗中看到一盞明燈，努力掙扎示意想把手腳的固定撤除；她原本很猶豫，可能是看到我苦苦哀求的眼神，她說：「那你不能亂動，你要答應我不能亂扯管路，你做得到嗎？」我用力點點頭，她才把我固定雙手的帶子鬆開。

我嘴巴很乾、口也很渴，用手勢表示我想喝水，但護理師卻說不行。我裝著氣切管無法說話，又渴又熱，但又無法出聲抗議，心裡很不高興，心想：「之前都可以喝水，怎麼現在就不行？」

病房很熱，加上躺著動不了，背部很快就濕了，整天躺在濕濕黏黏的衣服上，非常不舒服。有的護理師叫我忍耐，有的護理師比較好幫我擦汗，可是很快又濕了。幾天後，有一位護理師拿冰枕給我放在身上，太太又買一個小電風扇，就改善很多。

後來自己觀察才知道，會熱的原因一部分是病房的空調，還有一部分是因為呼吸器；呼吸器出來的氧氣經過加熱的潮濕瓶，打進肺臟的溫度是 37 度，如果空調的溫度不夠低就會覺得很熱。

手術後幾天都昏昏沉沉的，也沒有時間概念。有一天，一位江醫師（這是我第一次見到江醫師，後來才知道他是徐主任的得力助手，也都會來查房）進來跟我說手術結束了，我嚇了一跳，移植手術嗎？我怎麼都沒印象？我寫在手寫板問他開的怎麼樣？他吞吞吐吐地說：「嗯……你問徐醫師好了。」

我覺得不妙，為什麼不跟我講？難道手術有問題？

晚一點徐主任也進來查房，告訴我肺臟移植手術結束了，因為之前裝葉克膜影響凝血功能，造成術中大量出血，只完成右肺移植。胸部傷口沒有馬上關，以便觀察出血狀況；兩天後才關胸。我雖然慶幸終於等到肺臟了，但是也對只換一邊的肺臟感到失望。為什麼會出血太多？我的左肺沒有功能，只靠右肺可以支撐我的身體嗎？我的復原會受影響嗎？我可以脫離氧氣嗎？我可以像正常人生活嗎？存活率會不會受影響？……這些問題一直在我的腦中盤旋。

原來我已經在八天前完成了肺臟移植手術。手術前他們都有告訴我要移植了，我也點頭回應。可是我對這八天發生的事完全沒印象。

我身上的管路除了原有的中央靜脈導管、動脈針、鼻胃管、心電圖導線、血氧計、尿管、兩條葉克膜管路，現在又多了胸前兩條引流管和一條橫跨右胸，約 25 公分的傷口。

我想到過去一年多生不如死的生活，現在終於得到解脫，心中無比的感恩和激動；又想到捐贈者的大愛和家屬的傷痛，情不自禁留下眼淚。

下一場馬拉松才剛開始

原來手術不是終點，而是下一場復健馬拉松的起點！

　　肺臟移植手術中需要裝葉克膜，目的是暫時代替心臟和肺臟的功能（我的狀況比較特殊，等待移植的時候肺臟已經沒有功能了，所以在兩個月前就裝了葉克膜。）葉克膜通常在手術後一兩天就拔掉，我在術後第四天曾經嘗試把機器關掉，但是生命徵象不穩定。到了第七天，徐主任希望我儘早開始復健運動，讓移植的肺恢復正常功能，指示拔除葉克膜。還好我也很爭氣，機器關掉後，觀察一天血氧、心跳、血壓都很穩定，隔天就把葉克膜的機器和管路撤除，開始辛苦的復健運動。

　　復健運動對肺臟移植的病人是非常重要的。徐主任把移植的肺臟比喻成一個扁掉的氣球，積極、持續的運動才能把移植的肺臟打開，發揮最大的作用。另一方面，肺功能退化的病人因為長期缺乏活動，甚至臥床，導致肌肉萎縮，也需要復健運動才能恢復肌耐力。

復健運動從術後拔除葉克膜就會開始。我在上午撤除葉克膜，下午護理師就拿一張復健運動表要我照表操課，開始術後復健的第一天。另一個嚴峻的考驗正式開始。

復健運動表記錄每天的運動項目，如果達成就打勾；內容分為上肢和下肢運動。上肢運動包括：手肘彎曲、上舉、擴胸、手握開合；下肢運動包括抬臀、雙腳開合、直抬腿、膝彎曲。30下一組，分早上、中午、晚上各做一組。進階的還有下床坐、踏階等。

這些動作看起來很容易，對我卻是難如登天。因為過去一年八個月缺乏運動，加上最後四個月都臥床，肌耐力大幅退化，肌肉也流失，同時筋也變得很緊，我好像快沒電的玩具，幾乎無法動作。例如：上肢運動最簡單的握拳開合，我才做五下就很喘，呼吸從每分鐘 22 次跳到 29 次，心跳從 125 跳到 135，血壓也升高，所以要休息喘氣才能繼續。30 下的握拳開合，正常人不用一分鐘就做完，我竟然花了 30 分鐘才完成。

比較難的上舉和擴胸，標準的動作我連一下也做不出來。上舉本來應該是手臂打直，雙手從身旁舉到耳朵旁邊，我只能勉強舉到胸前，手肘也打不直；擴胸要把手肘打直舉到前方，雙手從前方往後到和身體平行，我只能變通彎曲手肘才做得到。

上肢運動做完我已經累垮了。

接下來的下肢運動更累，因為腿的重量是手臂的三倍。應該是很輕鬆的雙腿開合，我努力張開雙腿後竟然沒力氣合起來，於是太太給我些助力，我才能勉強把腳合起來。第一次的雙腿開合，是太太施九分力，我出一分力才把 30 下做完，做這 30 下就花了一個小時，中間休息喘氣時，有時還會累到睡著。

其它更費力的抬臀和直抬腿，我連一下也做不出來。抬臀（就是健身的「橋式」）本來應該是膝蓋彎曲，臀部抬高到身體和大腿成一直線，我只能勉強把屁股離開床上就不行了。直抬腿應該是輪流把整條腿伸直抬高到和身體成 90 度，我只能勉強彎著腿抬起約 10 度。

即使這樣湊合的做，一組做完已經半天了，我也已經累垮了！

 ↔ **復健小教室**

肺臟移植後的復健運動

上肢運動： 　　下肢運動：

身兼看護和物理治療師的太太

在這條漫長的復健馬拉松,太太是我永遠的先鋒。

　　移植手術後住的胸腔外科加護病房(4B1)是個特殊的單位。一般加護病房只有會客時間家屬才能進來,移植手術後,因為白天都要做復健運動,而護理師沒有辦法做一對一的指導,所以要求白天必須有家屬或看護陪同做復健運動,而且當時因為新冠肺炎疫情,醫院規定只能由固定一個人照顧,照顧者必須每三天做一次 PCR,所以這個重擔就落到太太的身上。雖然過幾天有請到看護,但是她很不盡責,對復健幾乎幫不上忙。太太就像多了一份全職工作,每天早上八點待到晚上九點,等我完成復健表上的運動才會離開。我全身無力,太太又瘦小,這對她來說是一項很艱困的工作。她全副裝備,整天都戴著 N95 口罩,腰部穿上護腰,雙手臂套上護肘;她深知在照顧我之前先要把自己保護好,因為這是一個長時間的奮戰。儘管如此小心,後來還是產生運動傷害。

太太早上八點前就到病房，先去飲水機提二公升的溫水；因為移植後的人不能碰到任何生水，不只是刷牙、漱口，連牙刷、杯子、餐具等給我用之前，都要用煮開過的溫水再沖洗過一遍。接著幫我洗臉、擦澡、刷牙。太太只有四十幾公斤，我當時約六十公斤，完全沒有力氣，擦澡過程中還要幫我翻身，非常辛苦。完成身體清潔工作後，就開始每日的復健運動。

光是復健運動就讓我累壞了，幾天後護理師就要求我坐床邊。坐起來對正常人是很簡單的動作，對我卻是艱困的考驗。我全身都沒有力氣，連翻身都沒辦法，更不用說坐起來。

坐床邊，除了太太外，還需要兩位護理師的協助，因為除了身上有許多管路，面對一個像是全身癱瘓的病人，一般人沒有經驗根本不知道怎麼做。護理師先把床頭弄高，把尿袋、引流管和引流瓶移到適當的位置，以免坐起來時拉扯到管子；然後幫我側身，一個人幫我把身體扶起來，一個人把我的腳移到床下坐到床邊。因為我的核心肌群沒有力氣維持坐姿，兩位護理師把我扶著的同時，太太趕緊拿靠墊、大棉被和枕頭支撐我的背部。可是即使背部有支撐，因為核心沒有力，還是會往旁邊倒下，所以太太要常常幫我把身體扶正。

坐不到十分鐘，我已經好像跑了馬拉松一樣，全身大汗，連胸前覆蓋傷口的紗布也因為濕透掉下來了。我喘著氣、揮手示意我受不了要躺下，但是在場每個人都說不行，要求至少坐兩小時才有訓練的效果。因為平躺時腹部器官壓迫橫隔膜，肺臟不容易打開，所以徐主任要求儘早坐起來，甚至站起來，移植的肺臟才會打開。

我心想：「兩小時？！這怎麼可能？現在才過十分鐘，我已經撐不住了，怎麼可能撐到兩小時？」

護理師堅持照表操課，每天除了早、中、晚各一組的運動，還要坐著至少兩個小時。太太也只能奉命行事，對我半哄半騙，還拿 iPad 跟我一起看 Netflix 的影片，轉移注意力。

隔天，剛做完早上的上下肢運動後，護理師推來一台大大的機器，俗稱「吊娃娃機」，商品名叫「省加移」的電動移位機，說：「今天我們要做『升級版』，你要坐到椅子上。」

我嚇了一跳，心想：「怎麼可能？我連坐起來都有困難，兩腿又沒力氣，怎麼離開病床坐到旁邊的椅子上？」

護理師先幫我坐在床邊，然後幫我穿上一件背心，很像是飛行傘的裝備，除了包住身體外，還有帶子固定大腿和手臂，

然後把背心連接到省加移的吊臂上，機器一啟動，我整個人就被吊起來。本來省加移的目的是幫忙支撐上半身，讓病人靠雙腿站立或行走，可是當時的我雙腿完全沒有力氣，想站起來雙腿卻軟掉了，整個人就懸空像被吊娃娃機吊起來。雖然護理師告訴我有背心撐著，不會跌倒，但是我就像被吊在空中，當然會緊張，而且又很喘。

在我被吊起來的同時，護理師趕快把病床移開，太太拿椅子放在我後面，然後我就被卸貨在椅子上。坐在椅子上，雖然背部有支撐，但是兩邊沒有扶手，需要用身體核心的力量穩定才不會倒向旁邊，我根本做不到；眼看就要跌倒，太太趕緊拿一個ㄇ字型的助行器放在椅子前面讓我扶著。我用盡全身的力量才能勉強坐著，又累又喘，幾分鐘就受不了了！可是護理師要求至少要坐四小時，我一直示意我不行了，要躺回床上，太太像哄小孩般對我半哄半騙，不肯退讓。就這樣僵持了四個小時，護理師才回來讓我回床上。回床上要先穿上背心，用省加移把我吊起來，椅子拿開，病床歸位，讓我坐到床邊，再讓我躺下，我早已經全身虛脫了。

節外生枝

我好像在另一個時空。

不知道是藥物的副作用，還是幻覺在作怪，我常做出一些奇怪的舉動。我有時會拉扯身上的管線，有時伸手想去按呼吸器的開關，太太制止我說這樣很危險，按住我的手後，我又開始移動我的腳，做勢要站起來，太太又要阻止我這樣很危險會跌倒；不一會，我的身體又往旁邊傾斜，表示坐不住了……

我看到病床右邊擺了機器，前方天花板有一層黑色透明像薄紗的東西垂下來，上面佈滿著灰塵和蜘蛛網，有風或空氣流動的時候，就隨著風飄動，甚至有時候還飄到我面前。床頭只有一個薄板隔間，後面就是走道，偶爾就會聽到有人走動、聊天，甚至坐在那裡吃東西……我覺得很奇怪，這個病房怎麼這麼髒，竟然還有灰塵和蜘蛛網！天花板都沒清潔嗎？隔間怎麼這麼差，常常聽到有人在聊天？

有一天，聽到有一位醫師從台中回來，帶了一些台中肉圓

請大家吃，還問徐主任有沒有吃到。接下來好幾天，這位醫師中午就進來我床頭的隔間後面吃肉圓，不但聲音很大，又吃很久。我很不高興，心想：「怎麼可以進到病人的病房裡吃東西？」很想請他離開，但是沒辦法講話。

太太發現我雖然身體在做運動，但是靈魂好像在另一個時空；她無法和我溝通，因此帶 iPad 來和我一起看 Netflix。奇怪的是，我竟然會和她一起討論裡面的劇情，彷彿我的靈魂又回到身體裡。護理師進來看到我乖乖地在看影片，以為我恢復正常了，要求我繼續做復健運動，我卻又回到之前抗拒、出神的狀態，皺著眉頭搖搖手表示沒辦法。大家都很頭痛，醫師和護理師也不知道怎麼回事，以為我在偷懶，不想做運動。但事實上，我當時好像靈魂出竅，一切反應都沒有意識。太太說我們當時在看紙房子第八季，我卻完全沒有印象，出院後和女兒再看一次，我卻好像第一次看。

事後和家人談到這些事，才知道這一切都是幻覺。根本沒有人進來病房吃東西；病房也都很乾淨，沒有灰塵或蜘蛛網。後來換了病房就沒有再出現幻覺。

除了幻覺，還有一些手術後的問題，最嚴重的是脹氣。通常手術後一兩天就會排氣，然後就可以進食，我卻過了一個禮拜

也不排氣。雖然用了肛門塞劑，卻一點用處也沒有，肚子脹到好像懷孕六個月。照會腸胃科醫師來檢查，說腸子太脹了，除了原有的鼻胃管，又經由胃鏡放入鼻腸管。鼻腸管類似鼻胃管，但是更長，可以到小腸，把腸子裡的東西引流出來。結果第一天就引流了將近三千西西的綠色液體。

四天後，好不容易排氣了，卻開始拉肚子；最多一天拉到十次，但是護理師說不能止瀉，怕腸子又不動了。這對太太而言，卻是再增添一項辛苦的工作。

我當時全身軟趴趴，好像一個全身癱瘓的病人，沒有力氣翻身或把屁股抬高，而且翻身時還要注意不能拉扯到身上的一堆管路，尤其是呼吸管，一般人根本不知道怎麼做，所以都要請護理師幫忙；但是護理師常常沒有空馬上過來，屁股就要一直泡在大便裡，幾天後就得到尿布疹，肛門口碰到就很痛，所以清潔或是坐著就很痛苦。

即使有種種檢查，但運動量並沒有減少。第五天坐在椅子上時，心跳飆到每分鐘一百五十幾下，呼吸喘到每分鐘四十下。照會心臟科醫師，檢查後，認為是運動強度超過心臟負荷，所以徐主任指示隔天下床坐暫停一天，但是上下肢的運動還是要照常。

恨鐵不成鋼

太太以為我放棄了，難過的哭了。

太太被醫護人員要求每天的復健運動要照表操課，而且要「做好做滿」。可是我實在是心有餘而力不足。我不但做不到標準動作，而且做幾下就很喘，必須停下來休息好幾分鐘，心跳頂多到一百一十下就受不了；而且因為實在太累了，常常休息喘氣時就睡著了。可是護理師又告誡說運動一定要讓心跳到一百三十以上，而且夠喘，才有復健的效果，肺臟才會打開，同時會幫助咳痰。所以太太就要求我至少做十下才能休息，休息一分鐘就要接著做，但是我根本做不到，即使勉強做了十下，只有休息一分鐘還是很喘，很難再做下去。

我一開始覺得委屈，過幾天就有點抗拒；因為我認為已經盡了最大的努力，實在是做不到，可是大家卻一直逼我。曾經有護理師依照復健運動表做了一組都覺得很喘，何況是我肌耐力大幅萎縮的病人。

我身體虛弱，整天都很累，頭腦昏昏沉沉，像一般重病的病人沒有表情、眼神呆滯，做運動也好像有氣無力；旁人看起來都覺得我在偷懶。每天從早到晚的運動，只有中午休息一個小時，一直到晚上九點多才做完，太太都待到十點左右才離開，我每天都是眼睛一閉起來馬上就睡著了。

　　我實在累壞了。早上的功課勉強做完，下午坐床邊四小時後我已經精疲力竭了，太太遵照指示，仍然要求我做晚上的運動，甚至休息超過一分鐘就要我重來。我很生氣，覺得要求太過分了，而且我又喘又累，根本做不到，就賭氣不做了。前幾天太太都是等我做完功課，十點左右才回家，這天因為我不肯運動，護理師讓太太提早到七點半就離開了。

　　女兒下班回家，看到太太也在家，高興的跟太太打招呼，因為已經好多天沒有看到太太在十點前回家了，卻看到太太滿臉淚水；因為太太以為我放棄了，難過的哭了。太太一方面擔心我的復健達不到要求，沒有效果，也認為既然接受了器官移植，她對復健的嚴格要求是對這份大愛的負責，可是我卻不爭氣。

　　隔天症狀更嚴重，眼睛也睜不開，就算勉強睜開眼睛，對醫師、護理師的問題，都沒有反應。大家都不知道我怎麼了。護理師以為我的個性孤僻，不喜歡講話，或是在鬧脾氣，覺得

在照顧上很困擾，只能和太太溝通。

　　江醫師來查房時，也以為我不想運動，帶著半責備的口吻對我說：「運動不是都事先就講好了嗎？」有一位專科護理師也進來跟我說一些應該要加緊復健的道理。的確，之前門診發的肺臟移植照護手冊有提到移植手術後運動的重要，我也很願意運動，畢竟運動對身體有許多好處。但是我以為移植後的運動是像一般運動建議的「333」原則，就是每周至少三次、每次超過 30 分鐘、心跳達到每分鐘 130 下，沒想到卻是從早到晚將近十二小時的運動，連當兵都沒那麼操，我當時的身體狀況根本沒辦法負荷。我想用寫的向他解釋，但是連握筆都沒什麼力氣，寫很久也寫不出一個正常的字；後來太太拿 iPad 讓我打字，沒想到食指也不受控制，點注音符號卻都點到隔壁，打不出一個正確的字。我又急又喘，不得已也只好放棄。

　　我每天精神都很差，可能也因為太累了，我常常眼睛張不開、眼神呆滯，有時對外界沒有反應，有時出現幻覺，有時出現怪異的行為……護理師認為是典型的譫妄。太太想到之前住在新光醫院的時候也有類似的情形，後來護理師想了一個辦法，讓兒子做快篩後進來陪我一個小時，看看能不能改善譫妄的情形。

晚上兒子下課後進來病房，當時我坐在床邊，看到很久沒見到的兒子，笑著跟他揮手打招呼。前十分鐘，我還很正常的點頭或搖頭回答兒子問我的問題，接下來我就開始亂動，身體往旁邊倒想回床上躺，還去拉扯管線，做勢想要站起來，還不時對兒子傻笑、搖頭。兒子很難過，也很感慨，跟太太說：「有一天我老了，或是生病了，不知道有沒有人可以像你照顧爸爸一樣照顧我？」太太回答他說：「傻孩子，把自己身體變好才是王道，其它就別想這麼多了。」

　　接下來一個禮拜我都沒有做運動，因為我不肯配合，整天昏昏沉沉，好像都在睡覺；太太形容我好像昏睡的毛利小五郎，偶而比較清醒就讓我坐床邊。太太很擔心，醫生也不知道是什麼問題，以前的移植病人也沒有這樣，只希望我趕快恢復，加緊復健運動。

半哄半騙

太太把我當成小孩子，半哄半騙，我多少會配合做
一些運動。

就這樣過了一個禮拜，另外一個有窗戶的病房空出來，徐
主任就把我轉過去，看有陽光照耀會不會有幫助。

太太嘗試從我的角度來和我對話，她問我：「你是不是去
哪裡呀？怎麼這麼累？」

我動動嘴唇回答：「出去走走。」

她又問：「去哪裡走？」

我用唇語回答：「中山北路。」

她又問：「走士林的中山北路還是在台大醫院？」

我用唇語回答：「台大醫院。」

太太又問：「我有沒有一起去啊？」我搖搖頭表示沒有。

這時一旁的護理師忍不住笑了，並且跟主治醫師報告這個
狀況，大家漸漸相信我好像靈魂出竅，在另一個平行世界裡。

儘管如此，我的運動還是要繼續。

　　太太想到用誘導的方式來幫我做運動，一開始我不願意配合，手一動也不肯動；後來太太想到把我當成小孩子，用玩遊戲的方式引導我，跟我說：「我們去摘蘋果好嗎？」這時我就願意配合她把手慢慢地往上舉。她又說：「摘不到，摘不到，要再舉高，直一點，快要摘到了。」我就配合她將雙手舉得更高、更直，就這樣一次做完了。第二次，她說：「只有一顆蘋果，口好渴不夠吃啊，我們再去摘好不好？」我又配合她把雙手舉高，摘了第二顆蘋果。就這樣我們摘了五顆蘋果才休息片刻。她又說：「哎呀！我們摘蘋果把樹葉弄滿地，好髒喔，我們來掃樹葉。」於是她要我做勢掃地，把雙手張開做擴胸的動作。為了要讓我的手張更開，擴得更好，她接著說：「樹葉好多啊，趕快再掃一下，伸直一點，不然掃不到，這邊還有葉子。」我如果不想做的時候，她就說：「趕快掃一掃，我們要回家囉，猴子來了，要把我們摘好的蘋果搶走。」這時候我竟然可以配合她把擴胸的動作做完。

　　就這樣半哄半騙，太太發現把我當成小孩子，我多少會配合做一些運動。

　　但是我的精神還是很差，好像都在昏睡，眼睛又黃得好像黃疸。醫師照會了眼科、精神科、肝膽腸胃科來檢查；眼科和肝膽腸胃科醫師評估都沒問題，神經科醫師在腦部電腦斷層看到一個小白點，可能是舊的小中風，但是和我的症狀無關。後來我查資料才知道當時吃的抗排斥藥Prograf會影響肝功能，甚至造成黃疸。

　　我有時會睜開眼睛，護理師叫我，我也會有反應，但是身體仍然動不了。太太叫我握拳或是把腳晃一晃，我雖然點頭，覺得我做到了，但是手腳完全沒有動。女兒想到去請教健身教練，他說可能是因為太久沒有動，大腦啟動運動神經的連結斷了，叫我們用聽覺去命令大腦，啟動運動神經。結果這個方法奏效了，每一個動作前，太太用教練說的方式，用我懂的語言，去啟動我的運動神經，我慢慢可以聽從她的指令。

　　大約過了兩個禮拜，一直昏睡的我，終於慢慢清醒了。這段時間發生的事，我完全沒印象，也不知道為什麼。也許是譫妄，或是安眠藥造成的幻覺。加護病房常給病人吃安眠藥，比較不會躁動；肺臟移植的病人也常給安眠藥，因為他們認為晚上睡得好白天才有體力運動。但是我好像比較敏感，有些安眠藥吃了就有幻覺，後來沒有吃就不再出現，意識也比較清楚。

復健運動可以繼續進行了。復健運動表上的上肢運動，在不要求動作標準的情況下，大致上可以完成，但是下肢運動就比較困難了，尤其是抬臀（橋式），我一下也做不起來，只能勉強把屁股抬離床上就沒力了。至於直抬腿、彎膝、雙腳向外開合等，都是太太出五分力，我出五分力才能勉強做完。

除了上下肢運動，「省加移」也再度上場，把我從床邊吊起來坐到旁邊椅子上。因為我的核心肌肉本來就沒有力氣，加上這兩個禮拜沒什麼進展，坐三十分鐘就受不了了，心跳則飆到 145 下，護理師只好讓我提早回到床上休息。

意志力的考驗

復健之路，不只是身體的復健，更是心理的復健。

　　醫護人員一直提醒我：肺臟移植後的六個月是復健的黃金期，積極的運動訓練，才能把移植的肺臟打開，並且改善體能。運動的強度是在心臟可以負荷的範圍內，讓心跳介於一百二十到一百三十，而且夠喘，才能將肺臟撐開。移植的肺臟不像正常肺臟，沒有神經，所以有痰積在裡面或口水流入，都不會有感覺，也不會引起咳嗽；要靠運動夠喘或是用力咳嗽，才能夠咳出來。

　　我像專業的運動選手，每天從早到晚不斷的訓練，卻始終達不到目標，心跳到一百零幾就已經喘不過氣，必須停下來休息。眼看時間一天一天過去，我的黃金期一天一天減少，體力卻沒有明顯的進步，我感到灰心，也很擔心，但是我沒有放棄。聽說有些移植的病人不肯持續復健運動，後來就走了。目前首要目標是擺脫呼吸器，因為肺還撐得不夠大，護理師說要再更

努力；可是我不知道怎麼更努力，因為我幾乎都沒有休息。

屋漏偏逢連夜雨，我又開始拉肚子。運動時很喘，配合腹式呼吸使得腹壓增加；尤其是抬臀或下床，腹壓更大，就會拉肚子，每天至少五六次，甚至七八次。因為次數太多，導致屁股發炎，甚至破皮，一直到兩個多禮拜才好。

雖然沒有進步，復健課程不會等我。過幾天除了原有的項目，坐床邊的時間又加上腳踏車，訓練腿部肌肉。這種給復健病人用的「手足兩用腳踏車」沒有一般腳踏車的車身和輪子，只有兩個踏板；看起來很簡單，但是剛開始踩的時候，腳卻一直滑掉。太太以為是踏板有問題，拿過去自己試踩卻沒問題，才發現是因為我的腳掌沒有足夠的力氣維持在踏板上，所以當雙腳一前一後踩動的時候，腳就會滑落。後來太太發揮她的創意，把厚紗布固定在踏板上，把腳掌卡住增加摩擦力，腳掌就不會掉出來。

看似簡單的腳踏車，我卻好像慢動作，三秒鐘才踩一圈，踩十圈就喘得受不了要休息。這對護理師來說根本不及格，總是問我可不可以踩快一點，我心有餘卻力不足，只能揮手表示沒辦法。

後來復健部的物理治療師蕭淑芬老師教我如何呼吸、踩的技巧和速度，慢慢地就踩得動。接下來每天都持續進步，踩的時間也越來越長，雖然也會很喘，喘的時候我就用腹式呼吸，吸長、慢慢吐氣、閉起眼睛專注呼吸，每天早、中、晚都會踩四五十分鐘。我也開始用「吊娃娃機」訓練站立。

蕭老師每週會來兩次指導復健運動，她很有專業知識和經驗，總是在關鍵時刻給我指點迷津，並且看情況調整進度，對我後來的復健幫助很大。

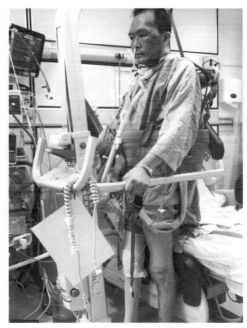

（用「吊娃娃機」把整個人吊起來站立）

踏出第一步

相隔七個月後，終於踏出第一步。

復健兩個月後，這一天是一個很大的挑戰，因為蕭老師要讓我走出病房。

不僅走路很困難，事前準備工作也是一大工程，因為身上還有許多管路連接到監視器和呼吸器，沒辦法離開，所以走路前要先接到移動式的機器，然後推著載機器的推車走。呼吸治療師先把呼吸管接到一個充電式的呼吸器，護理師將監視器拆下放到推車上，這樣才能隨時監測我的生命徵象；太太幫忙把病床、椅子等移開，幫我開出一條路。

一切就緒後，在蕭老師的指導下，我撐著推車，使盡全身的力氣站起來，喘口氣，然候扶著推車，一步一步緩慢走出病房。距離上次走路已經七個月了，我已經忘記走路是什麼感覺。我好像在很深的游泳池裡走路，每一步都很吃力；走了十步到病房門口，就覺得雙腿沒力，快撐不住了，喘氣休息後就走回

病房。這時候已經全身濕透，而且幾乎喘不過氣。

　　回到床上前，先前拆下的管子要再接回去。我覺得很抱歉，來回才走二十步就讓大家忙半天。

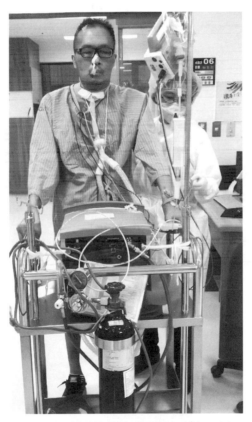

（相隔七個月後帶著呼吸器走出第一步）

接下來每天早上都出來繞護理站一小時。護理站繞一圈大約三十步，剛開始每一圈就要坐下來休息；隨著體力增加，走的圈數也逐漸增加。下午則增加原地踏步的強度，太太要求大腿盡量抬高和身體成 90 度，小腿還綁上一公斤的沙袋，時間也逐漸延長。因為雙腿的力量還不夠，踏步時雙手還是要撐著助行器，而且走路比原地踏步費力多了，要獨立行走還要再訓練大腿的肌肉。大家也注意到我站著時駝背很嚴重，叫我背部要挺直；我自己也知道，可是我連站著就很喘了，要把背部挺起來更喘，當時根本做不到。後來才知道是背部肌肉力量不夠的關係，一直到半年後背部肌肉比較有力，背就挺得比較直了。

回顧整個復健的過程，就像新生兒的成長過程；先會翻身，然後會坐，再來站立，接下來學走路。

開始進食和講話

「我 - 可以 - 講 - 話 - 了！」

　　肺臟移植後兩個月，呼吸治療師評估可以拔除呼吸器，讓我自己呼吸；將一個叫 collar（「領子」的意思，因為形狀像衣服的領子）的氧氣罩蓋在氣切口上提供氧氣，另一端連接呼吸管直接接到牆壁上的氧氣出口，不經過呼吸器；結果血氧也不錯，從此我就擺脫呼吸器了。這是一大突破，因為之前呼吸肌肉的力量還不夠，必須靠呼吸器把氧氣打到我的肺裡面，現在用 collar 表示我可以自主呼吸，而且活動不必受限於龐大的呼吸器，只要接上氧氣鋼瓶就可以到處活動。

　　醫師也準備讓我開始進食。自從去年十二月住進加護病房，我已經五個多月沒有吃東西，吞嚥的肌肉也會萎縮，吃東西可能會嗆到，也就是食物掉到氣管裡，會造成吸入性肺炎，所以要先確認不會嗆到才能吃東西。

耳鼻喉科醫師用內視鏡從鼻子伸到食道裡，觀察食物的流向。先讓我吃蒸蛋，內視鏡看起來吞得很好，蒸蛋完全進入食道，沒有掉到氣管。接下來讓我喝藍色的液體，第一口還可以，但是喝第二口有些液體就流到氣管；所以醫師說可以開始吃軟質的食物，但是還不能喝水，如果要喝液體的東西，就要加商品名叫「快凝寶」的增稠劑，增加液體的濃稠度，才不會嗆到。

另一位復健的語言治療師王思婷老師教我吞嚥訓練，訓練咀嚼和吞嚥的肌肉。從此晚上又多了一項功課。

器官移植的病人為了避免排斥，終身必須吃抗排斥藥；因為我的肺臟捐贈者有 B 型肝炎，還要多吃「貝樂克」以預防感染，也預防本身的 B 型肝炎活化。之前這些藥都是護理師磨碎後從鼻胃管灌進去，可以吃東西以後，就要開始自己吃藥。因為還不能喝水，吃藥前要先把水加入增稠劑，變成像果凍一樣；舀一湯匙水，然後放進一顆藥，再把藥吞下去。這樣也可以訓練吞嚥能力。

可以進食後，太太又多了一份工作：幫我準備三餐。因為只能吃軟質的食物，又要兼顧營養、衛生和變化，外面的餐點達不到；太太每天四點半就起床幫我準備當天的三餐，才來得及給我吃早餐。

移植手術後一直都不能喝水，因為剛開始還沒排氣，接下來又腸子脹、拉肚子；上次吞嚥測試喝水沒有通過，還是不能喝水。每天運動流汗、口渴，卻不能喝水，只能用棉棒在嘴唇沾點水，非常痛苦。一個月後，耳鼻喉科醫師和吞嚥老師又來測試喝水，這次通過了。隔了兩個多月終於可以喝到水，我第一次覺得白開水這麼好喝！

一開始進食只能用湯匙和刀叉，因為手指頭沒有力氣拿筷子夾住食物，而且即使拿湯匙手都還會發抖。職能治療師教我用手指頭按壓吹起的手套和拉橡皮筋，來訓練手指頭的肌肉。可是功課越來越多，時間卻不夠用了，所以只好在拍痰的時候，同時嘴巴吸化痰藥，腳踩腳踏車，雙手訓練小肌肉，同時做四件事。

護理師也開始叫我吸「三球式呼吸訓練器」（Triflow），可以幫助肺部擴張，並且增加肺活量。以前我可以吸起將近三顆球，現在卻只能吸起一顆球，表示肺功能還是很差，移植肺還沒有完全發揮它的功能，還要持續努力。

移植手術後兩個半月，徐主任認為我的呼吸狀況不錯，決定把氣切管換成氣切鈕扣（button），等於是把氣切口暫時封起來，改從鼻子用鼻導管吸氧氣。換成鈕扣後，肺部的氣體就可

以往上經過聲帶而發出聲音；這是我從去年十二月做氣切到現在，六個半月以來第一次講話，當然很興奮！我講的第一句話是：「我-可以-講-話-了！」以後溝通不用再比手畫腳或用寫字板了。

不過這時候的聲音和我原本聲音不太一樣，也很小聲，語言治療師說是因為太久沒講話，咽喉的肌肉萎縮。另外，講話會喘，所以講很慢，還要常常休息。

三球式呼吸訓練器用了一個禮拜，還是只能吸起一顆球，後來徐主任建議我去買 Coach 誘發型肺量計。它的作用跟三球式呼吸訓練器一樣，但是難度比較高。吸了一個禮拜，頂多吸到 1500 毫升（正常人約 3500 - 4000 毫升）。我覺得很挫折，不過太太再拿三球式呼吸訓練器給我吸的時候，竟然輕易就吸起三顆球，讓我稍微鬆了一口氣，肺功能還是有進步。

可以進食後，徐主任常叫我要多吃一點，因為我太瘦了；他捏了我的小腿，說都沒有肌肉。以前健康的時候體重一直維持在七十公斤左右，這時候卻不到六十公斤，隱約可以看到下面的骨頭；尤其是小腿，比球棒還要細，很難想像這麼細的小腿怎麼支撐整個身體。徐主任叫我要多吃，尤其是蛋白質，才會長肌肉，才有辦法走路。不過這時候跟移植前一樣，根本沒

胃口，吃東西也會喘，所以吃得很慢；雖然吃得不多，也要將近一個小時，而且吃完也累壞了。

移植手術後三個多月，狀況比較穩定，徐主任要把我轉到普通病房。因為吃得也不錯，終於可以拔掉鼻胃管，全部從嘴巴吃東西。

移植後除了抽血、胸部 X 光，還有一項必要、但是很痛苦的檢查：支氣管鏡。支氣管鏡是用一根很細的內視鏡從氣切口或鼻子進入氣管和支氣管，除了觀察移植後支氣管吻合處的癒合狀況，主要是抽痰。移植後的肺常會有很多痰，這些痰積在裡面會引起咳嗽、影響血氧，也會增加肺炎的機會，所以要抽乾淨。支氣管鏡剛開始每天做，接下來次數會逐漸減少。檢查的時候會在氣管內噴麻醉藥，而且因為支氣管鏡很細，所以不會痛，但是刺激到支氣管會引起咳嗽，咳嗽有時會很厲害，不但很難過，而且咳嗽時一直吐氣，所以會很喘，甚至會影響血氧。有時候咳得太厲害或是太喘，不得已只好請醫師暫停，等到恢復後再繼續。移植的肺沒有神經，不太會咳，但是我的左肺是自己的，所以檢查左肺就咳得很厲害。

醫學小教室

吸入性肺炎

口中的食物、口水等進入氣管導致的肺炎。通常異物進入氣管會引起咳嗽反射而將異物排出，但是老人、吞嚥功能不協調，或是咳嗽反射不佳時，異物容易進入氣管而引起肺炎。

復健小教室

吞嚥訓練

(1) 吐舌頭：把舌頭儘量往前伸，至少碰到嘴巴外 0.5 公分的壓舌板。

(2) 舌頭呼拉圈：把舌頭伸出來左右搖動然後繞一圈。

(3) 舌頭的拔河運動：嘴巴打開，太太戴手套把我的舌頭往外拉，同時我要對抗，把舌頭往內縮。

(4) 下顎左右移動。

離回家的日子不遠了

在加護病房住了 **200** 天，終於轉到普通病房。

　　從去年十二月住進新光醫院加護病房到現在，剛好在加護病房住了 200 天，終於在六月底轉到 8B 胸腔外科病房。我們都很高興，因為轉到普通病房表示離出院不遠了。到病房第一件事，就是洗個熱水澡。之前都只能擦澡，不可能擦得很乾淨。到普通病房後可以帶著氧氣到浴室坐下來洗澡，雖然還是太太幫我洗，而且很喘，但是洗完澡的感覺好舒服，這也是我相隔兩百天後，第一次洗澡。一般鼻導管的長度只有兩公尺，只能在床邊活動；太太找到醫療用品店有六公尺的鼻導管，再加一段六公尺的延長管，加起來就有十二公尺，可以走到病房的每個角落。

　　到病房還有一個最大的改變是：可以到廁所排便。之前雖然從包尿布進步到用大便椅，但是排便後還是要清理，不但麻煩，

還要忍受病房裡的臭味。到廁所排便，只要結束後沖水就好，太太就省下一件苦差事。

　　胸腔外科加護病房裡設有運動復健室，裡面有健身用的跑步機和腳踏車，通常肺臟移植後體力比較好時，就要到運動復健室運動。之前我體力還很差，連站起來都有問題，所以從來沒有用過。後來胸腔外科加護病房改成疫病專責病房，裡面的運動復健室也無法使用。轉到普通病房後，體力比較好，徐主任特別借我腳踏車放在病房，希望我可以加緊復健的腳步。剛開始騎當然很辛苦，因為光是維持「騎」的姿勢就很喘了，更不要說用腳踩，所以騎得很慢，幾分鐘就要休息。

始終不及格的學生

我像是頭腦不好的學生，再怎麼努力也考不及格。

　　B、C 棟病房中間的走廊稱為「樂活光廊」，走一趟是十五公尺。這時的運動除了騎腳踏車、在病房裡用助行器走動，還到樂活光廊練習走路。我這時走不到十公尺就需要休息，不可能走到走廊，所以是太太推著我坐輪椅到走廊，然後我推著輪椅走路。慢慢地，我從推輪椅走路、助行器，逐漸進步到用四腳拐杖（4-leg cane），離獨立行走更進一步了，只是還不太穩，而且走得很慢。

　　在樂活光廊走路時，碰到幾位移植後和做移植前評估的病友，交換彼此的經驗和心得，才知道很少人狀況像我這麼差。很多人在移植前，用氧氣一樣可以正常活動，有些人甚至不需要氧氣，只是活動時會喘。像我肺功能這麼差，將近兩年缺乏活動，甚至臥床、裝葉克膜的人是極少數。大部分的病人是雙肺移植，有的病人雖然是單肺移植，但是另一個肺多少有點功

能，不像我的左肺完全沒有功能，只靠右肺支撐我的身體，所以會比較喘；何況我的身高比較高，所以比較耗氧。現在我才知道，因為我移植前的條件就比別人差，又只換單肺，可以說是先天不良，後天又失調；我就像是頭腦不好的學生，再怎麼努力也考不及格。可是大家卻認為我不夠努力，讓我覺得很委屈。

過幾天蕭老師來做「六分鐘步行測試」。就是在樂活光廊測試六分鐘能走多遠的距離。理想是 300 公尺，代表自己能夠出門到附近便利商店買東西再走回家。記得我在移植前的術前評估也安排了六分鐘測試，但是我當時走到病房門口就喘不過氣了，根本走不到走廊，所以沒有做。這天太太幫我推氧氣鋼瓶，我扶著窗台才走了六趟共 90 公尺，雖然離及格還有一大段距離，但是對我來說已經是很大的進步。

血液科林建嶔醫師，真的是一位很好的醫師，也是我二次重生的關鍵貴人。他不僅專業知識豐富，而且很關心病人。從我住進加護病房他就傳 Line 來關心，也曾親自來探望。移植後，他說等我比較穩定要到病房看我。前一天，他在約定的時間來的時候剛好蕭老師提早來，他不好意思打擾，打個招呼就離開；隔天下午他又來病房看我。我不只是他的病人，也像是朋友，

他聽我講了一些移植前的經歷，竟然流下眼淚，讓我和太太都大為驚訝和感動，我還沒聽過有醫師會為了病人流眼淚的。

徐主任在出院前安排了肺功能檢查，我跟太太都很緊張。我還沒辦法脫離氧氣，如果肺功能檢查不理想，是否就不能出院？

檢查完的傍晚，徐主任來查房時，神情愉悅地說：「肺功能檢查很好，五十分，肺活量有兩千（2030毫升），可以出院了。」

我聽到「肺功能很好」很高興，但是後來想想覺得很疑惑。「五十分為什麼很好？肺活量只有兩千？怎麼這麼低？」不過仔細想想，一般正常男性的肺活量約3500-4000毫升，我只換右肺，左肺又沒有功能，兩千應該是單肺的極限了，所以對雙肺的人是五十分，對只依賴右肺的我算是滿分了。我雖然鬆了一口氣，右肺算是打開了，但是也擔心只依靠單肺，將來是否能像正常人生活？

215 天

終於出院回家了。

「站起來，走出去，呼吸新鮮空氣！」是我在復健時，太太每天幫我加油打氣的口號，如今願望實現了！這段時間支持我堅持下去的動力，是要和家人一起實現願望的承諾。

從 2021 年 12 月住進加護病房到這天，總計 215 天，終於可以出院回家了。兒子已經把車開到門口車道，女兒用 GoPro 記錄我走出醫院這歷史性的時刻。太太推著我坐輪椅從病房到大門，然後幫我背製氧機，讓我自己走上車。我拄著四腳枴杖，吃力的踏出每一步，雖然吃力，但是心裡卻無比激動！我已經一腳踏進鬼門關，因為肺臟捐贈者的大愛，讓我得以重生，能夠和家人團聚，我不禁流下眼淚。兒子在車門口迎接我：「歡迎回家。」

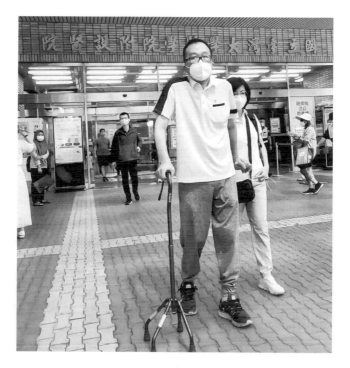

（住院 215 天後終於「走」出醫院）

　　回家的路上，我看著窗外，心中百感交集，從台大醫院回家的這一段路，既熟悉又陌生。215 天，回想起來，還是覺得不可思議！這麼漫長的日子是怎麼度過的？不僅對自己、對太太的身心，都是無比的煎熬；從等待肺臟的不確定性、一次又一次的難關、裝葉克膜、肺臟移植、辛苦的復健，太太總是堅強

又樂觀的面對這一切，同時鼓勵我勇敢的面對每一次的挑戰。

我把車窗打開，拉下鼻導管，呼吸外面的新鮮空氣，這是我將近兩年來第一次沒有依靠氧氣，呼吸新鮮空氣。

女兒問我：「換肺以後，重新呼吸有什麼感覺？」

我回答說：「除了呼吸變得很輕鬆，更多的是感恩—感謝捐贈者的大愛，讓我有重生的機會。」每一次呼吸，我都會感謝這個新肺臟，感謝在身後捐出器官的大愛捐贈者。

進到家門口，心情非常激動。我坐在輪椅上沒有馬上起來，在玄關仔細看著客廳，離家 215 天，我已經忘了家裡的擺設。

太太問我怎麼回事，我說：「沒事，只是想好好看這個家。」

太太說：「應該的，這是你一生努力的成果。」

太太出院前就物色的健身腳踏車隔天就送到，準備讓我持續復健運動。回家後每天還是持續練習走路。這時候還是整天都要用氧氣，走路也需要用助行器，但是跟移植前相比，進步很多了，也沒有那麼容易喘。不過任何動作、吃飯，連講話都還是會喘，需要經常休息喘氣，所以每天的運動量也很有限。雖然個案管理師要求每天至少要走一萬步，我覺得根本是天方夜譚；我每天從早到晚頂多走一千多步，就算二十四小時不睡

覺也走不到一萬步。

我也練習著獨立生活。過去最吃力的洗澡，現在也能夠自己洗。太太特地去買了洗澡椅，這種給行動不便的人使用的洗澡椅有椅背，兩邊還有扶手，可以撐著比較安全。因為洗澡還是會很喘，所以只能簡單抹肥皂，用蓮蓬頭的水柱沖洗時喘氣休息。即使這樣簡單洗，也要約半小時，不過比移植前進步多了，最重要的是不用依賴太太。

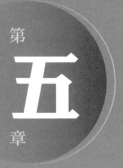

第五章

第

章

看不到盡頭的復健

復健過程不僅漫長，

反覆感染住院也增加復健的挑戰。

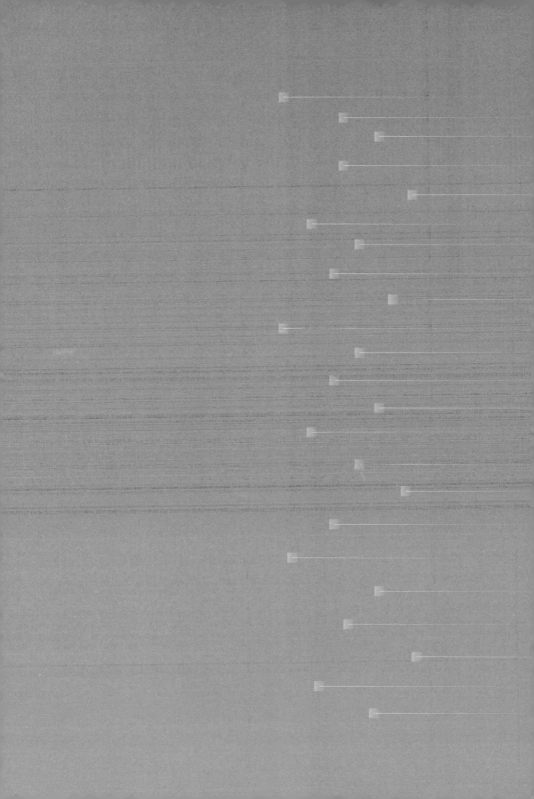

再次住院

出院才一個禮拜，我又回到醫院。

出院前安排了一周後回診、照 X 光、抽血。

回到家第一件事就是洗澡，因為我不希望把病菌帶回家。洗完澡回到床上坐了幾分鐘還是很喘。我躺到床上，希望全身放鬆後會趕快恢復，可是也沒有改善。太太看我一直躺在床上，覺得不對勁，趕緊幫我量血氧，竟然只有 66%，立刻叫救護車送到台大醫院。我看完門診，回到家，洗完澡，才一個多小時，竟然又回到醫院。

到了急診，我直接被送到重症治療區，這時體溫高達 38.8 度，醫師幫我從氧氣面罩換成呼吸器，照了胸部 X 光，發現是右肺肺炎。當時加護病房沒有床位，只能暫時留在急診打抗生素。太太一方面要照顧我，整晚卻只能坐在椅子上，也不能睡覺，非常辛苦。隔天加護病房有床位才讓我轉上去。

　　打了抗生素後，病情比較穩定，體溫慢慢降下來，接了呼吸器後血氧也比較好；但是我從自主呼吸變成用呼吸器，等於回到原點。我看到胸部 X 光覺得觸目驚心，因為右肺一整片都是白花花的，很可能有生命危險，我的左肺又沒有功能，這麼嚴重的肺炎，抗生素打得下來嗎？何況我在吃免疫抑制劑。即使運氣好過了這一關，會不會留下後遺症，影響肺功能？

　　住進加護病房後，因為請不到看護，太太又要進來照顧我。她每天早上八點前就到醫院，先幫我拍痰、擦澡、吃早餐、刷牙，接著就開始運動。這時接上呼吸器，可是肺功能變差了，運動時比以前更喘，好像又回到原點。不過運動還是要持續，才有辦法走路，同時恢復心肺功能。跟以前一樣，只有中午飯後休息一小時，到晚上八九點才結束。太太也陪我做完運動，九點吃完藥才回去。

　　生病以後，生活都要靠太太照顧，尤其是住院期間，太太在醫院的時間比在家裡還長，而且在醫院中幾乎都沒有休息。我覺得很愧疚，常跟她道歉我沒有盡到丈夫的責任，還要讓她來照顧我；但是她總是回答：「夫妻，不就是陪伴嗎？只要在一起就好了。」她不但不覺得辛苦，反而在陪伴中得到滿足和幸福。

太太也像復健治療師，每周要求我增加運動的強度。除了上下肢運動的次數增加，這次進步到用助行器站立和綁沙袋踏步。本來用助行器雙手只是輔助，應該用腳的力量站立，可是我的雙腿還沒什麼力氣，還是需要手臂的力量來幫忙站立。一開始只能站三十分鐘，站到最後連手腳都在發抖，慢慢就能夠站到一小時。用助行器時除了練習站立，也練習踏步，後來還要求大腿要抬高到九十度。太太還在小腿綁了一公斤的沙袋以加強訓練腿力。

　　這次在兩個禮拜後，終於請到看護廖小姐；她很盡責，更重要的是，對移植後的復健運動很有經驗，所以太太很放心把我交給她，只有周末看護休假太太才會來。廖小姐只看我做抬臀、雙腳抬高和踏階，其它的上下肢運動就讓我有時間自己做。踏階我以前沒做過，就是在床邊放一個腳凳模擬階梯，雙腳輪流踩上踩下，練習爬樓梯。我當時連走路都很困難，何況是爬樓梯，所以非常吃力，一半是靠雙手的力量拉病床護欄來把身體拉起來。她叫我十下一組，做三組，但是我做兩三下就喘不過氣，必須休息。剛開始只能做十下，一個月後才能做到三十下。

　　每天上下午還安排到加護病房內的運動復健室一小時，運動復健室裡面有跑步機和腳踏車。第一次用跑步機是由復健部

物理治療師蕭老師帶，身體還要用帶子固定到上面的吊桿避免跌倒，兩手扶著兩邊的臥把幫忙支撐身體。蕭老師讓我從速度每小時一公里開始，氧氣給 7 L/min（一般給 3 L/min，5 L/min 就算很高了），可是還是太喘了，根本走不動；把時速調降到 0.8 公里我才能夠適應，但勉強走六分鐘就喘不過氣。跑步機訓練的目標是時速 3 公里，這是正常人走路的速度；幾個月後我進步到時速 2 公里時才知道，0.8 公里根本是龜速。腳踏車的要求是不加阻力騎六分鐘，盡量每分鐘 60 轉，但是我只能騎 30 到 40 轉，勉強騎六分鐘就喘得受不了了。

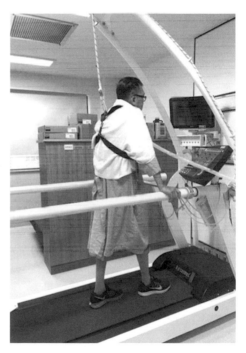

（在運動復健室用跑步機訓練走路）

　　住院期間還是定期抽血、照胸部 X 光、做支氣管鏡抽痰；日復一日枯燥的生活，加上從早到晚辛苦的復健運動，卻都沒

什麼進步。過了六個禮拜，胸部 X 光終於逐漸改善，雖然還不算正常，但是發炎指數（CRP）降下來，危機算是暫時解除了。

不料一個多禮拜後，心跳突然變快，到 130 幾下，體溫從 36.4 度上升到 37.3 度，醫師懷疑是感染，先打上抗生素，果然後來痰液培養長出綠膿桿菌（*Pseudomonas aeruginosa*）。幸好體溫、心跳都降下來，胸部 X 光也逐漸恢復，終於可以出院。

這次肺炎又讓我住院 70 天，其中 60 天在加護病房。通常肺炎會打兩個禮拜的抗生素，這次應該是太嚴重才住這麼久。

出院隔週，去看感染科醫師追蹤時，被告知上次支氣管鏡的痰液培養長 KP 菌（*Klebsiella pneumoniae*），要注意可能有肺炎，而且這種細菌沒有口服抗生素，如果造成肺炎一定要住院打針。

隔天心跳變快，也比較喘，我心裡覺得不妙，可能又是肺炎；不過體溫還正常，我也不想住院，想先觀察看看。第二天體溫上升到 37.8 度，我平常體溫都在 37 度以下，擔心又是肺炎，就到台大醫院急診。還沒照 X 光，急診醫師聽診後就判定是肺炎，必須住院打抗生素。後來 X 光檢查也確認是右肺肺炎，距離上次出院才九天。當天沒病床，太太陪我在急診走廊待了一天，隔天有床位才轉入胸腔外科病房。

住院期間，每天上下午都到四樓 4B1 胸腔外科加護病房內的運動復健室一小時，這次住院肌耐力進步更多，走得距離更遠，可以不靠拐杖，推著氧氣鋼瓶從八樓病房走到電梯間，搭電梯到四樓，再走到 4B1 的運動復健室。

這次肺炎的位置是右下肺，上次肺炎也是右下肺比較嚴重。胸腔外科總醫師李文堯每天來查房時注意到我講話常會咳嗽，認為是講話、吃東西時口水或食物進入呼吸道造成吸入性肺炎，要我說話、吃飯慢一點，吃飯不要講話，才能避免食物、口水掉到氣管。後來自己的觀察好像也是如此，有時坐著身體向後靠，吞口水就會嗆到；睡覺平躺吞口水有時也會咳嗽，而移植的肺沒有神經，食物或口水跑進去右肺不會引起咳嗽反應，就會導致吸入性肺炎。偏偏左邊的支氣管角度比較大，異物進入氣管常跑到右肺，所以我健康的右肺一再感染。

這次還好發現得早，住院 16 天就出院。出院前徐主任安排了肺功能檢查，肺活量只有 1610 毫升，比兩個半月前的 2030 毫升退步。我擔心可能是上次肺炎已經對肺功能造成傷害。

我能擺脫氧氣嗎？

復健黃金期到了，只靠一邊的肺，我能擺脫氧氣嗎？

　　這次出院後終於可以規律去復健部做復健；移植出院後曾經去過一次，接著就住院了。門診復健運動的地點是復健大樓二樓的心肺復健室，從門口下車到心肺復健室有一段距離，我還沒辦法走那麼遠，所以太太推我坐輪椅過去。

　　心肺復健室裡面就像一個小型的健身房，除了跑步機，腳踏車，還有手搖車、多功能重量訓練機、腹部訓練機。蕭老師會幫我準備氧氣鋼瓶，還在身上裝心電圖和血氧計，以便隨時監測生命徵象。每次做完大約一個小時，又喘又累，但是強度比在家裡自己走路、踏階、騎腳踏車強多了，所以雖然來一趟很辛苦，太太還要在旁邊陪我，我們都很期待每周一次的復健課，希望能趕快恢復心肺功能和肌耐力。

　　移植後六個月的復健黃金期到了，我的氧氣流速逐漸調降到 2.5 L/min，但還是無法脫離氧氣，我很擔心肺功能是否不會

再進步了，會不會將來都要依賴氧氣？

在家裡還是整天復健運動；早晚固定踏階、騎腳踏車，其他時間都在走路。因為走路、運動都很喘，所以要經常休息喘氣，而且走得也很慢。我每天從起床就開始運動，只有中午休息一小時，到晚上九點，還走不到兩千步，離個案管理師要求每天要走一萬步，還有一大段距離。

有一天好天氣，太太和女兒帶我到住家附近的雙溪公園，順便練習在外面走路。自從兩年前我需要用氧氣以後，就都待在家裡了，這是兩年來第一次到戶外走走。不過試了幾次，都走不到五公尺就要坐下來喘氣休息，跟在家裡可以走二十公尺差好多，可能是環境不熟悉，加上緊張，所以比較喘；讓太太覺得應該多帶我到戶外走走。

這時候，每個星期要回胸腔外科門診和復健運動，門診前一天早上還要去抽血，除了看血球、生化，還有抗排斥藥濃度；每次出門都是一大挑戰。抽血站和復健室離門口的距離比較近，我還可以推著氧氣鋼瓶自己走過去，中途很喘時坐下來休息喘氣，太太停好車再回來帶我。門診所在的西址就麻煩了，因為胸腔外科門診離門口太遠了，大廳又沒有椅子可以坐下來休息，

而且門口還有五個階梯要先上去，我根本上不去，所以要請兒子開車，下車後太太推輪椅帶我去門診。考慮到門診等候時間不一定，氧氣鋼瓶可能不夠用，所以帶著製氧機，可是製氧機的氧氣供應是脈衝式，每次吸氣只會提供幾十西西的氧氣，不是連續供氧，我這時用製氧機連坐著都會喘了，更不可能走路。門診看完通常天黑了，我們也都累了。

　　在門診碰到一些肺臟移植的病友都已經脫離氧氣，只有另一位和我情況類似（長期缺乏活動、臥床、裝葉克膜、單肺移植）的病友還在用氧氣，讓我覺得很挫折。有一位病友還很輕鬆地跟我說：「你就盡量深呼吸，就可以不用氧氣了。」他不知道我除了睡覺以外，從早到晚都在做腹式深呼吸；很多病友移植前的狀況比我移植後的狀況還好，甚至看到幾位等待移植的病友都沒用氧氣，所以他們的經驗不能用在我身上。聽說臥床的病人要花兩倍的時間才能恢復肌耐力；例如：臥床四個月，就要八個月才會恢復。太太常鼓勵我說：「我們就像龜兔賽跑的烏龜，慢慢走，走得穩，還是會走到終點。」何況肺臟移植手術前，如果裝了葉克膜表示病人的狀況很糟，手術的併發症和死亡率就很高；尤其如果葉克膜裝兩個禮拜以上，移植手術的死亡率就會顯著上升。我應該是肺臟移植的病人裡條件最糟的，能夠活下來已經是萬幸了。

　　儘管整天從早到晚運動，但是移植後過了七個月，還是要用氧氣。這段時間如果血氧不錯，我就試著把氧氣流速調降，從剛脫離呼吸器的 5 L/min，這時候降到 2.5 L/min，血氧都維持在97-98%，同時心跳也降了約 10 下，休息時從每分鐘 100 下降到90 下，運動時從 120 下到 110 下，也比較不那麼喘了，看來心肺功能有進步。

確診新冠肺炎

器官移植病人新冠肺炎住院的死亡率高達 20%。

正慶幸心肺功能有進步時，有一天半夜起來上廁所覺得比較喘，早上醒來並沒有改善，血氧在 91% 到 94% 之間，比平常 97-98% 低，心跳多了十幾下，到 110 幾下。由於當時還在新冠肺炎疫情期間，於是驗了快篩試劑，結果是陽性，只好趕快坐救護車到台大。到了台大醫院立刻就被送到隔離室，後來轉送胸腔外科加護病房的隔離病房，接上呼吸器，打抗病毒藥瑞德西韋（Remdesivir）和抗生素治療；後來 PCR 結果出來也是陽性，Ct 值 16.5。

2021 年 5 月開放施打新冠肺炎疫苗後，家人每一劑疫苗都在一開放後就儘早去打，但是我因為用氧氣和 BiPAP，出門很辛苦，所以一直都沒打。移植後，曾經請教過徐主任是否可打疫苗？徐主任建議我打流感疫苗，但是不要打新冠肺炎疫苗；所以我在出院後打了流感疫苗、肺炎鏈球菌疫苗和帶狀皰疹疫

苗，但是新冠肺炎疫苗還是沒打。家人為了避免傳染給我，出門、在家裡都戴口罩，太太更是都戴 N95 口罩，不料還是感染了。

徐主任是一位很好的醫師，不但開刀技術好，也很關心病人，每次住院中每天都來查房，連假日也不例外；有時候早上七點來查房，也曾經晚上九點多來，我懷疑他在醫院的時間可能比在家裡的時間長。住院後他來查房時隔著玻璃門，用手機跟我打招呼，說白血球很好，胸部 X 光也還好，可能是這次感染讓我比較喘，他的經驗是兩個禮拜 Ct 值才會改善，所以要住兩個禮拜，我聽了安心不少。

器官移植的病人因為用免疫抑制劑，免疫功能比較差，所以感染新冠肺炎會比較嚴重，中重度的住院病人有 20% 的死亡率。這時候每天都有新冠肺炎的新聞，大家都變成專家了。即使是正常人感染，有些人痊癒後留下一些後遺症，包括長新冠、肺功能受損等，甚至有人做了肺臟移植。雖然徐主任說 X 光還好，但是我看右肺還是有些花花的肺炎跡象，我很擔心能否過這一關，是否會影響肺功能。

四天後再做一次 PCR，Ct 值上升到 21.46，表示病毒量減少，讓我比較放心。

瑞德西韋一個療程是五天，打完兩天後再做一次 PCR，Ct
值竟然下降到 12，比剛住院還沒給藥前的 16.5 還低，表示病毒
量增加了。我聽了心裡一沉，接下來怎麼辦呢？雖然有人再打
一個療程的瑞德西韋，但是幫助不大，如果病毒量一直增加怎
麼辦？

　　生病期間經歷重重艱難的考驗，我總是安慰自己，命運會
有最好的安排，挺過這次就好了。我以為移植後體力恢復就可
以像正常人生活，可是為什麼還會經歷這麼多波折？上天對我
的考驗還不夠嗎？

　　住院第十天因為病情比較穩定，徐主任把我轉出加護病房，
轉到胸腔外科隔離病房，Ct 值上升到 18，我這時才比較放心。

　　因為我這時候還無法獨立生活，太太只好進來隔離病房照
顧我，跟我一起隔離，不能離開病房，所以她一進來就帶了所
有的生活用品，三餐就跟我一起訂醫院餐。雖然她已經打過四
劑疫苗，整天也都戴著 N95 口罩，我還是很擔心她會被傳染；
還好她一直到出院快篩都是陰性。

　　在加護病房十天，雖然在床上都有做上肢和下肢運動，但
是畢竟活動範圍有限，也都沒有下床。轉到胸腔外科病房後，
第一次下床上廁所時，才走沒幾步腰椎就閃到，雙腿也沒什麼

力氣，必須扶著牆壁才能勉強走到廁所。可能是背部肌肉沒力，挺不起來，會不自主的駝背，連坐著都很費力、很喘，好像回到之前移植完開始復健的時候；想不到臥床十天肌耐力就退化的這麼厲害。

隔天早上刷牙後覺得很喘，回到床上休息，太太測血氧竟然只有 77%，趕緊按鈴叫護理師。護理師換上 Collar，氧氣調到 10 L/min，血氧才稍微上來到 92%。總醫師李文堯做了支氣管鏡，發現是氣切管被痰塊塞住，所以氧氣進不去，更換氣切管就好了。

類似的情形兩天後又再發生一次，李醫師把氣切管換成氣切鈕扣（button），比較不會卡痰。聽說新冠肺炎的病人痰很稠，可能是這個原因把氣切管塞住了。

第 14 天再做了 PCR，Ct 值上升到 34，可以解除隔離。之前徐主任說大概要住兩個禮拜，果然神準。再觀察兩天就出院了，這次住了 16 天，也是肺臟移植出院後第三次住院。

回家後，腰椎還是很痛。之前以為是閃到腰，現在覺得應該是椎間盤突出，應該是在病房第一次下床時因為核心沒力，身體整個往前彎壓迫到腰椎。即使穿上護腰，效果也有限，站立、行走、咳嗽、彎腰等，只要壓迫到腰椎就很痛；從椅子站

起來一定要用手撐著桌子或助行器才站得起來。下床更辛苦，因為稍微彎腰就很痛，不可能直接坐起來，所以要先慢慢側身，再扶著旁邊的櫃子坐起來，然後撐著助行器站起來。走路也要靠助行器才能慢慢走。這時候很擔心可能需要復健或開刀，還好兩三個禮拜就不痛了。

移植快八個月了，每天從早到晚都在復健運動，但是進步很有限。雖然跟剛移植完比起來好很多，但是走幾公尺就很喘，連一些簡單的動作像伸手拿東西也會喘，更不用說還要用氧氣，所以挫折感很大。

2022 年快要結束了，這一年 365 天只有 75 天在家，其餘 290 天都在台大醫院度過。新年新希望是：明年不要再住院了。

新年新希望破滅

才過十二天，我的新年願望就破滅了，一再進廠維修。

2023 年第十二天早上，出院還不到兩個星期，起床到餐廳坐下後測血氧，竟然只有 91%，平常可以到 93%。吃完早上的藥後，我坐到客廳開始吸化痰藥。平常吸化痰藥的十五分鐘可以讓身體充分休息，血氧也會上來。但今天吸完藥後走到餐廳坐下，血氧卻只有 89%，休息一陣子後也只到 94%，我覺得不太對勁。

太太準備一起用早餐時，覺得餐廳很悶熱，想開冷氣，可是我卻覺得冷。太太覺得不對，幫我量體溫，竟然是 38.2 度，血氧只有 93%，還沒吃早餐，我們就趕緊到台大急診，到急診後體溫又升到 38.7 度。

我直接被送到急診的重症治療區，做完檢查就打抗生素，傍晚轉胸腔外科病房，這時體溫升高到 39 度。這一天的發炎指數（CRP）高達 13.02，四天後雖然降到 2.3，但是 X 光卻顯示

整個右肺都是肺炎的浸潤，看起來怵目驚心。後來痰液培養長出兩種菌：*Klebsiella pneumoniae* 和 *Serratia marcescens*。這次住了九天，剛好在除夕這天出院，可以回家團圓一起吃年夜飯。

不料剛過完農曆新年，才回家九天，早上起來如往常地拍痰、上廁所、到餐廳坐下，血氧竟然只有 85%；休息幾分鐘也只到 93%-94%，心跳則跳到 120 幾下，體溫 37.2 度，擔心又是肺炎，趕緊到台大急診，體溫逐漸升高到 38.2 度，X 光顯示又是右側肺炎。後來痰液培養長大腸桿菌（*E. coli*），醫師認為是吸入性肺炎，除了打抗生素，還照會復健科做吞嚥訓練和評估，吞嚥老師觀察我吃飯後，給幾點建議以避免嗆到：

1. 吃軟一點或糊狀的食物。有嚼勁的食物，吞嚥肌肉容易疲勞，比較會嗆到；液體也容易嗆到。

2. 吃小口，吃兩三口要清一下喉嚨，吞口水或喝水，避免太多食物殘渣留在喉嚨，來不及吞而外溢流到氣管。

3. 口中有食物時不要喝水。吞嚥肌肉要同時處理流質和固體時，液體容易流進去，也是嗆到的原因。

4. 呼吸要慢，太喘要休息一下。

這次是肺臟移植後第五次住院，共住 14 天。

這次回家後覺得身體狀況好很多；復健運動十個月後，這時候終於有明顯進步。氧氣用量調降到 2 L/min，體力比較好，走路比較不喘，也可以走得比較快、比較遠，喘不過氣時恢復也比較快；心跳也降了十幾下到八十幾，表示心肺功能更好。最累的洗澡也洗得比較快，因為喘氣恢復比較快；前一陣子還要四十分鐘，而且洗完很喘，現在縮短到二十幾分鐘。之前我在復健科的同學陳思遠教授建議我一周去醫院復健兩次，進步會比較快。但那時候我只要動一下就很喘，出門一趟很辛苦，所以一周只去一次；這時候體力比較好，改成一周兩次，復健蕭老師也會看情況增加訓練量，果然體力、血氧、心跳等各方面都有進步。此外，胃口也變好，恢復到生病以前的樣子；不過可能是熱量消耗比較大，體重增加得很慢。

好日子過了兩個月，有一天做支氣管鏡時，醫師說：「右下肺都是痰。」後來痰液培養長出綠膿桿菌（*Pseudomonas aeruginosa*）。雖然沒有症狀，但是江醫師建議住院打抗生素比較保險，以免變成肺炎。這次住院住了九天。

出院後第三天，半夜起來拉肚子，早上起來覺得很累，測了血氧 95%，比最近的 98-99% 低，體溫也稍高到 37.2 度，擔心又是感染，就到台大急診。打了抗生素後，血氧就上來到

98%，體溫也降下來，也不會覺得累了。檢查後，急診醫師認為只是腸胃炎，電腦斷層和 X 光也都確認肺部沒問體。這是移植後第七次住院，共住了七天。

　　器官移植的病人終身要服用抗排斥藥，免疫功能會下降，所以容易感染。肺臟經由空氣跟外界接觸，所以肺臟移植的病人比其他器官移植的病人容易發生肺炎，可是我的頻率好像太高了，光肺炎就住了六次院。住院不只影響復健、讓肌耐力退步，肺炎也可能對肺臟造成傷害，影響肺功能。如果我的餘生必須經常在醫院度過，這種生活品質也太差了。

　　幸好後來我就沒有再住院了，持續復健運動也讓肌耐力越來越好；似乎身體狀況更好以後，也比較不會感染。

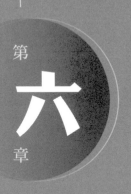

第六章

二次重生

我身上流著兒子幹細胞製造的血液，
依賴大愛捐贈者的肺臟呼吸，
我每天都感謝上天對我的眷顧。

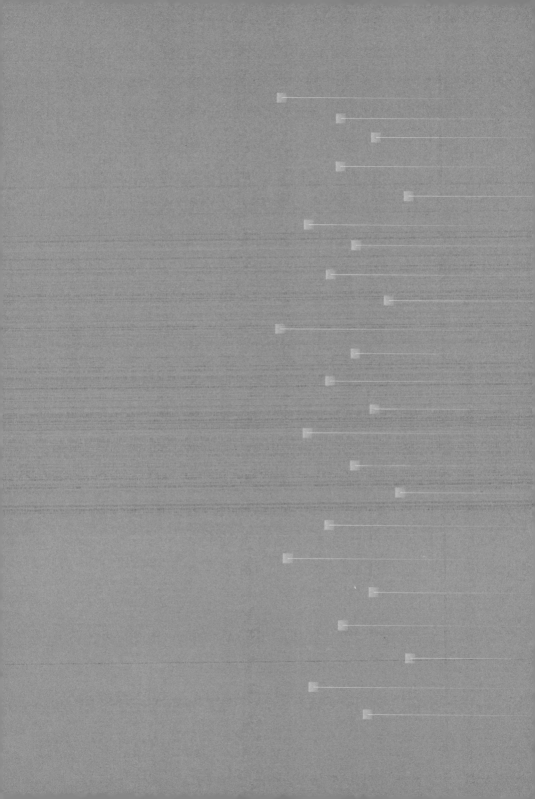

不同的視角和生活

二次重生後，我展開與過往截然不同的第三人生。

　　肺臟移植一年後，我逐漸能夠獨立生活，不必事事依賴太太，連到醫院門診、復健、做檢查等，我都可以在醫院門口下車，自己走過去，太太再去停車；雖然中途還需要休息喘氣，但是我可以自己走，不用一直坐輪椅。

　　除了每天在家裡走路、騎腳踏車、每周到醫院復健、每個禮拜也跟健身教練上一小時的課。在復健蕭老師的指導下，我的肌耐力逐漸進步。健身教練除了訓練我和呼吸有關的肌肉，還強化我上、下肢和核心的肌肉，並且改善一些肌肉失衡的狀態；我的體態和走路姿勢已經很接近正常人。太太也常帶我上陽明山練習走路，同時接觸大自然和呼吸新鮮空氣。復健部陳思遠教授建議我多到外面走，比在家裡走路好，而且到戶外還有助於心理復健，所以只要天氣、時間許可，太太就帶我去附近的士林官邸公園走跑步道。剛開始一天只能走一圈四百公尺，

逐漸可以走兩圈；從一百公尺就要休息喘氣，進步到可以連續走四百公尺。

我也每天練習脫離氧氣，從五分鐘延長到一百分鐘，在休息狀態下，血氧仍維持在 93%，雖然不算正常，但是還可以接受，也不會覺得喘。在四個月前，我還對復健的進步緩慢很灰心，也擔心無法脫離氧氣，但是現在我漸漸看到曙光，如果肌耐力恢復到跟正常人一樣，應該可以脫離氧氣。除了因為進步比較明顯，也因為看到有些肺癌病人切除一邊肺臟對日常生活並沒有影響，只是運動會受限制；我做單肺移植應該也可以像正常人生活。

我在五年多前罹患白血病，去年（2023 年）聖誕節是我接受骨髓幹細胞移植滿五周年，這五年多的生活雖然痛苦煎熬，但是我仍然充滿感激，因為成人白血病的五年存活率只有二到三成，我很幸運是其中之一。

外人一定很好奇，經過這五年病魔的折磨，我的內心感受如何？

憤怒？

不公平？

我覺得，我很幸運！

五年前被診斷出白血病時，雖然震驚，但是兩個孩子都已經成年，家人的生活沒有陷入困境，我覺得我很幸運！

當醫師告知我要做骨髓移植時，雖然震驚，但是癌細胞只有 0.42%，移植成功的機會比較高，我覺得我很幸運！

當骨髓移植前的配對結果沒有全合的捐贈者，我雖然失望，但是現在半合移植的成功率高，年輕又強壯的兒子也願意捐給我，我覺得我很幸運！

當出現嚴重反排斥，雖然痛苦，但是癌細胞完全被消滅，我覺得我很幸運！

當呼吸功能越來越差，導致必須依賴氧氣，生活逐漸無法自理，太太始終不離不棄，我覺得我很幸運！

裝上葉克膜，代表肺臟已經完全沒有功能，隨時可能死亡，但是一些嚴重併發症都沒有發生，我覺得我很幸運！

當我得知移植手術只完成單肺移植，雖然失望，但是台灣每年有一千人因為等不到器官移植而去世，美國等待肺臟移植的人也只有三分之一等到肺臟，我覺得我很幸運！

移植手術後的復健雖然很辛苦，而且一再因為肺炎住院，但是一路上都有太太的陪伴和鼓勵，肺炎也都順利康復，沒有留下明顯的後遺症，我覺得我很幸運！

雖然到現在我的肌耐力還沒恢復，也還沒有脫離氧氣，但是至少我還活著，身體也比移植前好多了。肺臟移植的病人有兩到三成活不到一年，到去年（2023 年）聖誕節我的幹細胞移植就滿五年了，白血病沒有復發，我覺得我很幸運！

人們常看到自己缺少的一塊，卻忽略自己擁有的。英語有一句俗話："Is the glass half empty or half full?"「半杯水是半空還是半滿？」悲觀的人看到半杯水，會抱怨水沒有裝滿；樂觀的人，卻會看到半滿的水。當遇到困難時，悲觀的抱怨並無法解決問題；始終抱著希望，樂觀努力的面對，才有機會克服困難。即使我裝上葉克膜，隨著日子一天一天過去，手術的成功率越來越低，我始終告訴自己：「明天就會有肺臟了。」最後我終於完成肺臟移植，身體也逐漸康復。

生病對我最大的影響是：生活態度的改變。以前工作是我生活的重心；年輕時曾經幻想結婚後和妻子在飯後去公園散步會是很浪漫的事，可是印象中從來沒有實現過，因為每天都忙得沒有時間。我也曾經計畫退休後，每年和太太去國外一個城市住個一個月，做悠閒的深度旅遊，可是現在需要用氧氣，根本不可能出國，甚至之前在生病後連能不能活下去都不知道。幹細胞移植後，太太希望我好好休息一年再回去上班，但是我

四個月就回醫院工作；後來肺功能惡化，我面臨死亡的威脅，很後悔之前沒有聽太太的建議，我每天都祈禱多給我幾年的時間陪伴家人。這段時間讓我思考什麼對我是最重要的？「就是我的家人」；家人，是這些日子讓我堅持下去的力量。

現在我的目標是恢復健康，還沒有回去工作，我的生活和過去完全不同。過去幾十年我為了追求一個又一個人生目標，過著全年無休的生活；一方面是我對醫療工作的使命感，另一方面是為了給家人更好的生活。直到生命接近終點，我才頓悟到自己的矛盾─在我追求人生目標的過程，一直都在走相反的路；我犧牲和家人相處的時間，讓以後我們可以一起享受更好的生活，但我沒想過「以後」這個選項可能不存在，人生充滿變數，我們能確定的只有當下。

現在我每天六點起床運動，再和家人一起吃早餐。我有更多的時間和太太一起，除了回診、復健、運動、到公園散步，晚餐後還一起看 Netflix；我也有時間看喜歡的書和影片，這在我生病以前是不可能的。雖然還是會覺得醫療和學術有些目標還未達成，但是現在的生活不就是我一直嚮往的嗎？做自己有興趣的事、和心愛的人在一起，哪怕只是吃飯、看電視，都是無比幸福的事。如果我沒有生病，應該還是像以前一樣過著全

年無休的生活，沒有退休的一天；直到有一天突然病倒了，甚至離開人世，或是心愛的人離開了，那些願望永遠沒有實現，只留下遺產和許多遺憾。

　　人們往往要面對死亡，才會領悟到人生有限的道理。人生有太多的願望等著去實現，但是人生也充滿變數，你永遠不知道自己或是所愛的人會發生什麼意外，甚至明天是不是還活著也是未知數。珍惜活著的每一天，把每天當成最後一天來過，是我現在的生活態度。

太太的視角

感謝上天，讓我的幸福展期。

「世界上無所謂幸福，也無所謂不幸，只是一種情境與另一種情境比較而已！」

這是法國名作家大仲馬（Alexandre Dumas）的名言。

就像多數人一樣，我也在年輕時為自己的人生做三十歲、四十歲……七十歲的人生規劃，以為可以這樣一步步穩穩的完成人生拼圖，七十歲以後就可以笑看人生。從兒子出生以後，我辭去在金融業的工作，全心付出在家庭中。直到孩子們都上大學以後，我將探索世界、體驗不同國家的生活，設定為我人生下半場的計畫，每年我要和先生一起出國旅行。家裡留言板貼著一張世界地圖，標記著每一個我們去過的城市和國家，也計劃和孩子們一起出國旅行，想趁還有體力時到歐洲、美洲等較遠的國家體驗不同的文化，等到老的時候再到鄰近的國家走走。

　　沒想到計劃趕不上變化，五十歲那年夏天，我心中的大樹、晚年的依靠、老後的伴，生病倒下，計畫被打亂了。大大的地圖被我悄悄地收到書櫃裡，不知道何時會再打開，我的旅行計劃要先按下暫停鍵了。

　　接踵而至的是面對每天不同病情變化的高壓生活，但是我深知不能被自己內心的恐慌打倒，於是我把自己的思緒極簡化，就是大家常說的「活在當下」，用一股傻勁，相信只要盡全力去面對每個當下，老天爺會給我指引方向，把握今日的相處時光；明天的結果也許不完美，但一定是最好的。

感謝老天，讓我的幸福展期！

　　「幸福」的定義是什麼？有錢？有權？無憂？無慮？每個人都有自己的解讀。我想要的幸福是：一個陪我探索世界和人生高低起伏的伴侶。

　　我告訴自己千萬不要被情緒淹沒，找一個情緒宣洩的出口。先生的重病是我生活的大地震，我的心情像被崩落的土石重壓，往往在我盡力整理好思緒時，又會來個餘震，讓我有種窒息、難以呼吸的感覺。

　　有無數個想放棄的時刻，我不斷告訴自己：「不能倒、不能倒、不能倒。」

白天在醫院戰戰兢兢地照顧化療中的先生，必須先把自己武裝起來，保持冷靜的思緒；晚上和小孩交班後，回到家，寧靜的夜晚瓦解我隱藏一天的情緒，播放音樂大聲唱歌，隨著音樂的旋律把壓力釋放。特別喜歡女神卡卡（Lady Gaga）的〈I'll never love again〉（我不會愛上別人）歌詞裡的："Don't wanna feel another touch. Don't start another fire....No other name falling off my lips. Don't want to give my heart away to another stranger ...... I don't wanna this feeling unless it's you and me......" 我宣洩完情緒，擦乾眼淚，睡個好覺，因為明天還有硬仗要打。

　　「*當你深信自己能夠完成目標，你就能完成它！*」Napoleon Hill（美國作家）。

　　三十年前婚禮上我許下的結婚誓言：「從今天開始，無論是順境或逆境、富有或貧窮、健康或疾病，我將永遠陪伴你。」婚禮上的「我願意」說出口只需一秒鐘，但付諸行動，卻需要一輩子的堅持。

　　我照顧先生的五年，常有人跟我說，看到我總是活力充沛，不知道我正經歷人生的巨變。我保持自己樂觀的方式是：心轉正，念就跟著轉；念轉正，心就平靜了。我們無法改變已經發生的遭遇，但可以改變自己面對事情的心境。

　　我總認為「歡喜做，甘願受」。做每件事情都要是自己發自內心想做，才會做得開心和持久，照顧家人也是。照顧病人的過程容易有負面情緒，我總反問自己：「今天所做一切努力的初衷是為自己，還是為別人？是因為害怕自己會失去什麼，還是單純希望對方更好？」轉念，不是為對方犧牲，而是因為自己願意。當一切轉變成為自己而做，而非為其他人犧牲，就會少一點怨懟，多一分感恩。

兒子的視角

今日的大事，明日的小事，未來的故事。

　　小時候看到朋友父親得肺癌後全家的悲傷情緒，聽到大家口中對化療的恐懼，我沒想過竟然會發生在我的父親身上；甚至在後續的病程中，化療反而是痛苦相對較小的。

　　在父親罹患白血病後，我同時在準備考研究所。時常在病房裡一邊陪伴著父親一邊聽補習班的線上課程，或是在車上等母親時透過零碎時間來趕上進度；在我的印象中我的備考時間都是拼湊起來的。無奈的是幾次化療後復發，必須進行骨髓幹細胞移植，而平時有運動習慣又有血緣關係的我，就成為捐贈人選。為了維持最好的健康狀態，給父親最好的幹細胞，除了在備考外，我又多了密集健身的功課，常常在健身房裡邊重訓邊複習線上課程。隨著移植的日子逐漸接近，我除了倒數考試的日子，也倒數著移植的日子。

骨髓移植前的抽血檢查，看到別人都抽一兩管血，我卻抽了十三管。這些檢查是要確認我的身體狀況可以捐骨髓，我感覺責任重大，因為移植前會將父親骨髓的造血功能完全破壞，萬一移植失敗也意味著父親的生命走到終點。看著父親走進移植病房，我不知道門關上後能否能再見到他，我告訴父親：「謝謝這二十多年的養育之恩，我們移植後見了。」

準備抽取幹細胞時，我在三天兩夜的住院後離開醫院，雖然很虛弱，但是很想再見父親一面。我請母親推我坐輪椅到父親移植病房的樓下，看到站在五樓病房窗口跟我們揮手的父親，心裡無比激動。父親後來提到，那時看到平時身強體壯的我需要坐在輪椅上，讓他不捨落淚……他即使在面臨生死關頭還是很關心我們。

本來以為父親抗癌的故事到此結束，不料後來因為骨髓穿刺發現異常細胞，再輸入我的淋巴球，卻也因此產生嚴重反排斥，甚至攻擊到肺臟導致呼吸衰竭，在等待肺臟移植的最後裝上葉克膜。

在等待了一年的肺臟，其中近半年待在醫院的父親，終於完成肺臟移植並在復健後可以回家休養與復健；同時我也錄取國立臺灣科技大學 MBA 並且在台灣大學進行一年的創新與創業學程，讓父親感到欣慰。

陪伴父親治療的五年中，每天都膽顫心驚，但總告訴自己：「今日的大事，是明天的小事，是未來的故事。」父親對抗病魔的毅力，是我努力奮鬥的榜樣。

許多人說：「生死是人生中最好的老師！」確實如此。死亡是人生必經的過程，不論是發生在自己或是身旁的人身上；但死亡卻也是大家逃避的課題。在正視死亡後，我們將回首過去，重新思考生命的意義。分享這故事，但願每個人在面對死亡回首人生時，能減少遺憾。

有一天，在離開這世界前，如果問我最刻骨銘心的三件事，其中一個一定是在父親得白血病時捐贈骨髓及幹細胞。

女兒的視角

人生中我們無法選擇修什麼課，但能選擇如何詮釋
每一個遭遇。

「如果我爸爸成功等到肺臟，我會和他一起寫書，用我們
的故事鼓勵更多和我們一樣差點放棄的病人與家庭。我們會讓
捐贈者的大愛不只救爸爸一人，希望祢能讓爸爸留下來幫助更
多人。」

我在爸爸等待肺臟移植的時候，時常到保安宮和神明溝通；
過去我其實沒有虔誠的信仰，爸爸更是信奉科學至上的學者。
在我小時候對於任何事都很好奇的年紀，他對於我的每個問題
都會仔細地解釋，甚至我受傷、生病時，他會拿出書架上一本
本厚重的醫學書籍和我解釋。直到長大後，我分享一些生活趣
聞，他都會習慣探討背後的原理，有一分證據說一分話。

然而在爸爸抗病的五年，無數生死關頭的過程，科學無法
給予答案的關鍵時刻，我開始在信仰中尋求答案與安定，爸爸
常常請我去拜拜，轉達給神明他想說的話。當醫師說「很難說」，

我試圖查遍世界最新的醫學論文，奢望找出一點蛛絲馬跡；當科學無法解答，我從文學尋找心碎的處方，在閱讀文學與他人的故事也給我找到力量。雪柔‧桑德伯格告訴我如何《擁抱 B 選項》，接受完美的人生並不存在，即使拿到最爛的牌，也打出最精彩的局；布芮尼‧布朗讓我認識《脆弱的力量》是強大的，唯有擁抱脆弱的自己，才能獲得真正的勇敢、真情、創造力；我在泰拉‧維斯托《垃圾場長大的自學人生》看到人生境遇如何成為最偉大的老師……因此在為爸爸祈求成功等到器官時，我和神明發願：若爸爸成功移植活下來，我會和他一起出書記錄這段歷程，給予和我一樣困於未知旅程掙扎的人們，一線不放棄的希望和方向。

從 2018 年爸爸罹癌至今五年，剛好是一個小朋友從小學一年級到畢業進入青春期的時間，任何一個平凡的孩子都會有巨大的改變，更不用說對於一個從醫生變病人，又經歷兩次移植手術的爸爸而言，他經歷的改變有多大。許多重大疾病都是需要長期抗戰，每一位病人都在過程中有很多改變。但對抗疾病往往不是病人一個人的事，影響的是整個家庭，因此《二次重生》不是爸爸的孤軍奮鬥，背後有一個家庭的並肩作戰，對抗一個又一個、大大小小、我們無從預測與選擇的的挑戰。比起

做了一場夢，這段揪心的人生篇章更像一堂注定好的必修課。

　　儘管無法選課和停修，但如同村上春樹所說：「暴風雨結束後，你不會記得自己是怎麼撐過去並活下來的，你甚至不確定暴風雨結束了沒。但有一件事是確定的，當你穿過了暴風雨，你已經不再是原本那個人了。那正是暴風雨存在的意義。」無法逃避被指派的課，我能選擇寫下什麼筆記。

　　在爸爸生病以前，從小我和我身邊的同儕一樣，不斷在學業與事業上追求陡峭的成長曲線，希望在短時間內能快速地提升各方面的能力才算是一個「CP 值高」的經驗。 然而面對家人的生離死別，太陡峭的成長曲線我卻承受不起，幾次在爸爸生死交關的驚險時刻，以及以為沒有希望的心碎時刻，我甚至覺得過著成長曲線如心跳停止的平坦，平庸無趣的過一生也許更好。壞消息是，生命的課題不像大學選課可以選自己想學的，過程中覺得不適合還可以退選或停修；好消息是，每一堂為每個人量身打造的生命必修課，我們要從這堂課帶走什麼，卻是操之在己。

　　大學時我是托福補習班和高中英文老師，現在是教授國際溝通表達的企業內訓講師。十幾年的教學生涯，讓我體會到老師最重要的角色，尤其在資訊發達的時代，不是傳道、授業、

解惑，而是用生命影響生命—讓體育班的學生找到學英文的動機、讓科學班的學生愛上英美文學、讓國際企業的總經理站上全球舞台演說……其實人生沒有所謂「CP值高」的經驗，關鍵在你如何在每段經驗中淬鍊出其中的意義，並用它去改變自己、啟發他人。每個從暴風雨中撐過去的冒險故事，都是可以是正處在下一場風暴中的陌生人的生存指南。你我都在修著無法選擇的人生必修課，也都是改變另一個人的老師。

以下是這五年的生命必修課，我記下的其中五點筆記：

1. 面對離別：愛與心碎無法只取其一

"Grief is the price we pay for love." ── Colin Murray Parkes

「悲痛是愛的代價。」── 科林‧默里‧帕克斯，英國精神科醫師、聖克里斯多福安寧院共同創辦人

爸爸在新光醫院住院時，我常下樓到產房與不孕症室，那是爸爸的天地，是迎接新生命的地方，也充滿我童年時和弟弟陪爸爸值班的回憶。上下只差一層樓，卻是生與死的對比──一邊是期待孩子快點出生的興奮，一邊是希望時間倒轉的悲傷。

產房旁邊是陽光灑落的長廊，那裡每天開放兩個時段拉起窗簾，玻璃窗裡是一排剛出生的嬰兒，長廊上是等待窗簾拉起

的爸爸媽媽、阿公阿嬤、哥哥姊姊⋯⋯那些因為這個孩子而有了新身份的大人與孩子。

小時候在醫院與實驗室走跳的我，比起最常去的各種動物氣味交雜、還有一籠一籠白老鼠的實驗室，我最喜歡叫爸爸帶我到這個長廊看小 baby，但因為我不夠高，需要爸爸抱我才能看到玻璃窗內的嬰兒。現在我已可以抱起其他的弟弟妹妹看他們的弟弟妹妹，但回到一樣的地方，想到在這裡與爸爸的回憶，卻怎麼也連不起現在的結局。

我好希望人生所有的篇章，都是等待嬰兒室窗簾拉起的幸福，而不是等待和醫師要嗎啡麻醉的不捨。後來我明白，愛是超越生死的；巨大的悲痛也是愛的表現，愛與心碎其實必然同時存在。

2. 面對挫折：再爛的牌也有最好的打法

"Life is never perfect. We all live some form of Option B. Option A is not available, so let's just kick the shit out of Option B."
— Sheryl Sandberg

「人生不完美，我們都某種程度活在 B 選項中。既然無法選擇 A 選項，那就給他活出 B 選項最好的版本。」—雪柔・桑柏格，前臉書執行長

面對逆境、挫折、疾病，我們往往會不斷問為什麼，想為每一件事的發生找到原因，接著再去找出改變現狀的方法。但就像大部分的病都找不到病因，世間不是所有的遭遇都有發生的理由，有太多事是我們只能聽天由命的。

很多課題不是要我們找到克服的解方，而是接受的方法，儘管再怎麼不願意。我無法改變爸爸的重病所帶來的心碎，但我可以堅強勇敢的陪他迎接未知每一天，幫他撐起充滿愛與盼望的家。不要指望黑夜的太陽，讓你的煙火綻放到極致。

3. 面對未知：統計數據無法定義你，你可能就是那個少數或例外

遇到重症，我們會去查存活率、治癒率、術後平均壽命等，在眾多數字中渴望一個能預知未來的解答。但統計代表過去與他人，再極小的機率都可能是你。即使肺臟排斥發生率 10%、即使二氧化碳濃度超標三倍的人不會活著（更遑論去工作看門診），這些極小機率的事件都發生在爸爸身上。

抱病工作的爸爸，也讓試管嬰兒活產率只有 5% 的奇蹟發生在 43 歲的不孕症病人身上 ── 母子均安，甚至是雙胞胎。

「你的病人為了一個孩子努力了十年都不放棄，爸爸你有創

造奇蹟的超能力！」爸爸停診後不久，一位陸續做了十年試管嬰兒的不孕症病人成功懷孕了！她找遍北台灣不孕症名醫，從32歲到42歲做了十年試管嬰兒，原本打算放棄了，但她把最後一次的嘗試交給爸爸；爸爸在停診前幫她植入胚胎，結果奇蹟似的懷孕了，後來也順利生產，現在小baby應該已經快三歲了。

身為醫生，爸爸相信科學與數字，但在交代完後事後，他遇到第二次重生的契機，就像他的工作一樣，幫助許多快放棄的夫妻創造新生命的奇蹟。爸爸抗病期間，仍不時收到之前試管嬰兒病人懷孕、生產的喜訊，每個試管嬰兒的誕生，都有一對不放棄希望的父母與醫師。

4.面對事與願違：事出不一定有因，但一切都是最好的安排

凱特・博拉是北卡羅來納州杜克神學院的教授，她在生下孩子後不久就被診斷出大腸癌第四期，因此寫了一本書 "Everything Happens for a Reason：And Other Lies I've Loved"（中文版書名《你是我一生的願望》若英文直翻是「『萬物皆有因—以及那些我所愛的謊言」）這本書在2018被比爾蓋茲列入「蓋茲筆記」（Gates Notes）的推薦書單，當時正好是爸爸被診斷出血癌。

書中令我印象深刻的是博拉教授在聽到消息的當下，如同所有罹癌的病人，她不斷地問：「為什麼是我？」「為什麼壞事都發生在好人身上？」她說自己找不到答案很諷刺，因為身為一個神學專家，沒有任何靈性可以縮小腫瘤。儘管找不到答案，整本書她用幽默詼諧的方式面對抗病的過程，我意外地發現這樣的態度和我們家一樣。過去視為理所當然的小事，都能成為為生活增添趣味的快樂來源。

　　馬克吐溫說：「事實比小說還奇怪，但這是因為小說必須要忠於可能性；事實不用。」在和爸爸討論寫作方向與編輯的的過程，為了方面讀者閱讀，我們在能傳達寫書初衷的前提下，拿掉許多更離奇、更荒謬、更揪心的細節，「稀釋」了 75% 的「精彩」程度。在實際的過程裡，我們問過無數的「為什麼」，如同我們身邊都曾聽過的問題：為什麼這個人會中樂透？為什麼我會這麼年輕罹癌？為什麼……？如同多數的疾病的原因，人生中許多境遇都是無法解釋的，往往現實生活發生的事比小說還離奇，一件事的發生並沒有合理的解釋。

　　既然無法探究出問題的根因，那就樂觀地相信這一切都是最好的安排。

　　5. 面對每一天：Carpe diem. 把握當下

"Don't be afraid of death; be afraid of an unlived life. You don't have to live forever, you just have to live." – Natalie Babbitt

「不要害怕死亡；要害怕你不曾活過。你不用永遠活著，只需要真正活過。」——奈特莉·芭比特，兒童文學作家、《不老泉》作者

行醫三十年來，爸爸都是 5：15 起床；因為怕吵醒家人，他會在六點出門到醫院，做研究、寫論文、探視病人，再開始工作。下班後就直接回家，晚飯後再熬夜繼續研讀或撰寫論文。記得五年前爸爸被診斷出血癌時，我在隔天到醫院診間陪他。當時我心裡有很多害怕，只想把握多一點時間和他相處，也想看他工作的樣子。常常走在路上會遇到爸爸以前的產婦一家人和他打招呼，有的孩子甚至已經上高中、大學，也成為爸爸的病人，過了二十幾年他們仍然記得這位林醫師。我知道爸爸非常受病人歡迎，受學生和同事們的尊敬，但我其實沒看過他工作的樣子，當時也很怕以後沒有機會看到了。

在被診斷血癌以前，爸爸從實習醫師一直到婦產科主任，只請過一次病假，那次因為肺炎住院一週；第二次的病假就是因為血癌住院。住院期間，爸爸還是一樣每天早起，我會跟他到走廊做運動，接著他就像生病前一樣，打開電腦、書本，開始讀論文，關心病人進展、發佈新的文章。

三年後爸爸因為肺臟嚴重的反排斥，爸爸在安寧病房面對死亡就像他之前面對癌症一樣的冷靜：「我從來沒有放棄過，但也只能接受老天的安排。」我問了他好多關於未來的問題，他都一一有解答，相比徬徨無助、無法接受爸爸即將離開的我，爸爸的坦然讓我體會到，原來他一直都把每一天活出最大值，對每個當下全心付出，對每件事無愧於心，儘管還是有對未來想像的不捨，但對於過去他沒有遺憾。

　　這樣的泰然自若相對我的徬徨無助，使我震驚也敬佩不已；我也不禁思考，有什麼事是非我不可，是我做一輩子都能夠像爸爸這樣抱有熱情，甚至在病房裡也會捨不得休息、持續去做的？我想做的事，和我現在在做的事有關嗎？如果今天是我的最後一天，我會後悔，還是了然於心？

　　過去我也思考過這些問題，但仍然在同儕和社會期待下，想追求最競爭的職涯道路，卻沒有勇氣縱身一躍，去開創自己熱愛、擅長，但沒有人走過的路。親身經歷了生命無常，我才知道傾聽內心的聲音，而非外在的期待，把握當下去實踐它是多麼簡單就能做好的決定。

　　親人的生離死別就好像用不同眼光看待世界的透鏡，過濾掉那些過去執著但其實不重要的人事物，把握當下去完成最想

完成的人生清單、過自己內心真正想過的生活—因為明白習以為常的關係都可能輕易的失去，無常才是生命的常態。當死神來敲門時，我們能否像接受死亡的平靜就像馳騁沙場的戰士，是已盡力而戰、已不虛此行的從容坦然？還是會有許多後悔和早知道？把每一天都活得淋漓盡致，對每件事都無愧於心，死亡就沒那麼可怕了。

如同多數的病情是找不到原因的，人生的境遇也是無法選擇的。面對疾病，病人就是樂觀面對、積極治療；面對意外，我們也能選擇把每個不如意都當作禮物，比起眾裡尋他的仙丹，當窮盡所有醫療手段，我們還能有信念支持我們在絕望時刻不放棄。挫折、逆境、生命劇變都是人生的必修課，我們無法追求一帆風順的人生，但要學會如何在風暴中乘浪而行，在風雨中理解風雨要訴說的哲學和道理。

如同器官捐贈、文學撫慰人心的力量，許多受惠的幫助不是雙向的。 You cannot pay it back, but you can pay it forward. 我們無法回報讓爸爸續命的器官捐贈者，卻能將這份大愛傳下去。和爸爸一起出版這本書的初衷，是希望能給予不論是面對病痛，或是學業、工作、感情等不同面向的挑戰、修習人生必修課的你，另一不同詮釋的角度與不放棄的力量，像當年給予我希望的書一樣。

感謝 ———————————

感謝台大醫院徐紹勛副院長、林建嶔醫師、我的家人、一路上所有照顧及關心我的人,特別是在身後捐出肺臟的大愛捐贈者。

"While there's life, there's hope."

活著，就有希望。

活得好 *070*

二次重生

婦產科名醫林禹宏罹患血癌，經歷化學治療、骨髓移植、併發症導致呼吸衰竭、裝置葉克膜、獲得肺臟移植得以二度重生，激勵人心的感人故事。

作　　者	林禹宏
協　　作	林俐吟
顧　　問	曾文旭
出版總監	陳逸祺、耿文國
主　　編	陳蕙芳
編　　輯	翁芯俐
美術編輯	李依靜
封面攝影	小眼攝影
法律顧問	北辰著作權事務所

印　　製	世和印製企業有限公司
初　　版	2023年03月
出　　版	凱信企業集團-凱信企業管理顧問有限公司
電　　話	（02）2773-6566
傳　　真	（02）2778-1033
地　　址	106 台北市大安區忠孝東路四段218之4號12樓
信　　箱	kaihsinbooks@gmail.com

定　　價	新台幣 360 元／港幣 120 元
產品內容	1書

（版稅所得全數捐贈「器官捐贈移植登錄中心」）

總 經 銷	采舍國際有限公司
地　　址	235新北市中和區中山路二段366巷10號3樓
電　　話	（02）8245-8786
傳　　真	（02）8245-8718

國家圖書館出版品預行編目資料

二次重生：婦產科名醫林禹宏罹患血癌，經歷化學治療、骨髓移植、併發症導致呼吸衰竭、裝置葉克膜、獲得肺臟移植得以二度重生，激勵人心的感人故事. ／林禹宏著、林俐吟協作. -- 初版. -- 臺北市：凱信企業集團凱信企業管理顧問有限公司, 2024.03
　面；　公分
ISBN 978-626-7354-31-5(平裝)

1.CST: 白血病 2.CST: 病人 3.CST: 通俗作品

415.635　　　　　　　　113000069

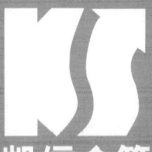

凱信企管

用對的方法充實自己，
讓人生變得更美好！

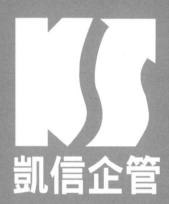

凱信企管

用對的方法充實自己，
讓人生變得更美好！